BULLETIN SCIENTIFIQUE

DE LA FRANCE

ET DE LA BELGIQUE.

PUBLIÉ PAR

Alfred GIARD,

Chargé de cours à la Sorbonne (Faculté des Sciences),
Maître de Conférences à l'École Normale Supérieure.

(EXTRAIT DU TOME XXII).

NOTES SUR LA STRUCTURE ET LE DÉVELOPPEMENT

DES

SPERMATOZOÏDES CHEZ LES DÉCAPODES,

PAR

G. HERRMANN.

PARIS,

OCTAVE DOIN, Éditeur,

8, Place de l'Odéon, 8

1890

BULLETIN SCIENTIFIQUE
DE LA FRANCE ET DE LA BELGIQUE.

SOMMAIRE :

PRIX DE L'ABONNEMENT :

Pour la France et l'Étranger, un volume, 20 FRANCS.

L'abonnement est payable après la livraison de chaque volume.

Adresser tout ce qui concerne la Rédaction à Messieurs

Alfred GIARD, 14, rue Stanislas, }

Jules BONNIER, 75, rue Madame, } Paris.

NOTES

SUR LA STRUCTURE ET LE DÉVELOPPEMENT

DES

SPERMATOZOÏDES CHEZ LES DÉCAPODES,

PAR

G. HERRMANN.

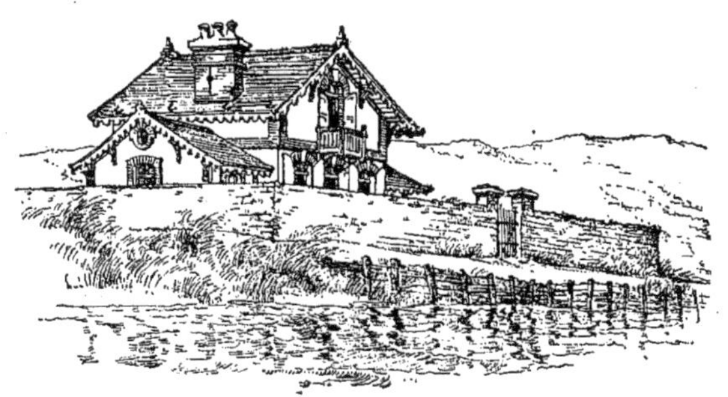

PARIS,

Octave DOIN, Editeur,

8, Place de l'Odéon, 8

1890

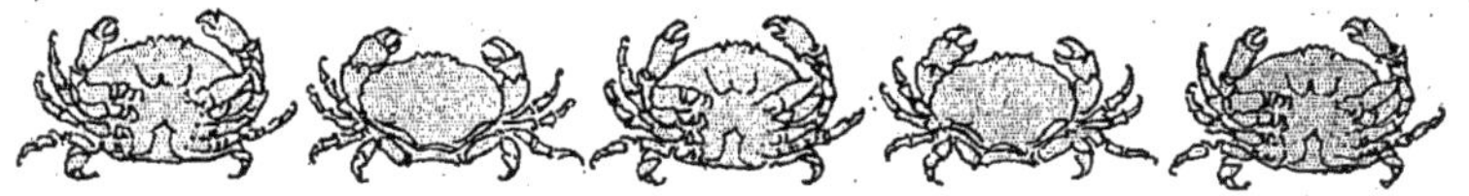

NOTES SUR LA STRUCTURE ET LE DÉVELOPPEMENT

DES

SPERMATOZOÏDES CHEZ LES DÉCAPODES.

Planches I à IV.

Les recherches consignées dans ce travail ont fait précédemment l'objet d'une communication à l'Académie des Sciences (5 nov. 1883) et d'une note accompagnée de quelques dessins à la Section d'Anatomie du Congrès de Copenhague en 1884 (*Compte-rendu des travaux de la section d'Anatomie* publié sous la direction de C. LANGE, Copenhague 1885, p. 10-15 et Pl. II).

Commencées au laboratoire maritime de Concarneau, sous la bienveillante direction de CH. ROBIN, elles sont restées inachevées depuis. Si nous nous décidons à publier in extenso ces fragments d'une manière aussi tardive, c'est d'abord parce que nous avons pu récemment compléter et rectifier nos données anciennes, sur plusieurs points, à la station zoologique de Wimereux, grâce à l'obligeance de M. le Professeur A. GIARD.

C'est aussi parce que la question de la spermatogenèse chez les crustacés décapodes paraît avoir fait peu de progrès depuis le mémoire fondamental de GROBBEN. Malgré les nombreux travaux qui ont paru sur la spermatogenèse dans ces dernières années, il n'y a qu'un très petit nombre d'auteurs qui se soient occupés d'étudier ce groupe si remarquable. Les publications parvenues à notre connaissance se réduisent à :

GROBBEN, *Beiträge zur Kenntniss der männlichen Geschlechts-organe der Dekapoden*, Wien 1878,

à qui nous renvoyons pour les indications bibliographiques antérieures. (Ce mémoire a réellement ouvert la voie en ce qui concerne l'étude de la spermatogenèse chez les Décapodes ; notre travail en confirme presque intégralement les résultats, au moins dans les grandes lignes).

NUSSBAUM, *Ueber die Veränderungen der Geschlechtsprodukte bis zur Eifurchung* (Arch. für mikr. Anat. 1884).

SABATIER, C. rend. de l'Ac. des Sc. 9 février 1885.

CARNOY, *Cytodiérèse chez les Arthropodes*. Recueil La Cellule, 1885.

GILSON, *Spermatogenèse chez les Arthropodes*. Ibid. 1886.

Outre quelques figures explicatives intercalées dans le texte, nous donnons quatre planches dues à l'habile crayon de M. PIERRE BON-NIER, et représentant *in toto*, avec le relief, la série des formes que nous a présentées l'évolution des cellules séminipares. Ces planches facilitent singulièrement l'intelligence du texte, en permettant d'embrasser d'un coup d'œil la suite des transformations morphologiques propres à chaque type, et en montrant les objets, non plus en coupe ni en projection, mais sous leur forme réelle. Dessinées par M. BONNIER après un examen attentif de nos croquis et de nos préparations, elles reproduisent d'une manière exacte, quoique un peu schématique, la structure compliquée des éléments spermatiques. Quelques imperfections de détail qui n'ont pu être corrigées à temps, seront signalées au cours de la description.

Nous espérons, en publiant ces Notes, attirer de nouveau l'attention des chercheurs compétents sur un type des plus intéressants, tout en indiquant un procédé de préparation qui paraît devoir donner des résultats sensiblement supérieurs à ceux qu'ont obtenus les auteurs précités.

Nous décrirons successivement : 1° les procédés techniques ; 2° la spermatogenèse d'*Astacus fluviatilis;* 3° la spermatogenèse de plusieurs crustacés marins. Nous terminerons par quelques considérations sur la signification et la portée des données morphologiques énoncées au cours des chapitres II et III.

I. PROCÉDÉS TECHNIQUES.

A. Pour la *structure générale* du testicule et pour l'étude de la *division karyokinétique*, les organes, enlevés in toto sur l'animal vivant, ont été fixés au réactif de FLEMMING. Nous avons obtenu les résultats les plus favorables en faisant usage de solutions fortes :

Acide chromique à 1 p. 100, 12 à 15 centimètres cubes.
Acide acétique concentré,   1 à 2 gouttes.
Acide osmique concentré,   8 à 10 gouttes.

1° Pour les *dissociations*, des fragments très petits, pris dans les couches superficielles du testicule , sont plongés dans la solution pendant 20 à 30 minutes, lavés pendant quelques minutes en les agitant doucement dans un cristallisoir rempli d'eau distillée , puis colorés au carmin aluné, lavés encore, et enfin dilacérés dans une goutte d'eau. Après avoir mis le couvre-objet, on dépose sur ses bords quelques gouttelettes de glycérine qui pénètrent peu à peu dans la préparation et qu'on renouvelle au besoin. Pour que cette pénétration soit plus lente et plus graduelle, il est avantageux de maintenir les préparations dans la chambre humide pendant 24 heures environ. On les conserve ensuite à l'air sec, et on ne procède à la fermeture que lorsqu'on est assuré que l'eau a disparu par évaporation et qu'elle a été remplacée par la glycérine dans une mesure suffisante pour qu'il ne se produise plus de vides sous le couvre-objet après qu'il aura été bordé.

Quand la préparation est bien réussie, elle permet de constater la plupart des faits concernant l'évolution du réseau nucléaire et les divers stades de la division indirecte.

2° Pour les *coupes*, on laisse séjourner les organes pendant environ cinq heures dans la solution de FLEMMING, on les lave à l'eau courante pendant plusieurs heures et on les conserve ensuite dans l'alcool à 95°. Pour les débiter en coupes, nous avons employé l'inclusion dans le collodion, d'après le procédé de M. MATHIAS DUVAL (la paraffine donnerait sans doute aussi de bons résultats). Les coupes, colorées à la safranine, sont portées dans de l'alcool très légèrement acidulé, puis montées, soit dans la glycérine, soit dans la résine de Damar qui fait apparaître plus nettement les filaments chromatiques et permet de pénétrer plus facilement la structure du réseau nucléaire à ses différents stades.

B. Pour la *structure des spermatoblastes et des spermatozoïdes*, la fixation à l'acide osmique est le seul procédé qui nous ait donné des résultats satisfaisants.

On peut, comme l'a indiqué le premier M. G. POUCHET, et comme nous l'avons fait pour nos recherches sur les Plagiostomes (Journal de l'Anatomie, 1882), traiter de petits fragments de tissu frais en y déposant une goutte d'acide osmique concentré (environ 1 gr. pour 25 gr. d'eau dist.) qu'on ne laisse agir que pendant quelques instants. Les éléments sont ainsi fixés dans leur forme ; mais ils acquièrent une rigidité et une cohésion qui ne permettent plus guère de les isoler convenablement ; en outre, ils sont toujours plus ou moins noircis et ne prennent plus que difficilement les matières colorantes.

Nous avons dû songer, en conséquence, à fixer simplement par les vapeurs osmiques les éléments préalablement dissociés. Mais ici on se heurte à une difficulté d'un autre ordre : les spermatoblastes s'altèrent avec une extrême rapidité, et lorsqu'on les dissocie dans l'eau, le réactif n'agit plus que sur des cellules plus ou moins défigurées, telles qu'elles ont été représentées par la plupart des auteurs. Après avoir essayé en vain une série de véhicules (eau distillée, eau salée, solution de sulfate de soude, alcool au tiers, etc., etc.), nous eûmes l'idée d'utiliser le *sérum du sang*. Voici le procédé tel que nous l'avons employé en dernier lieu : on ouvre largement la carapace d'un crustacé, et l'on recueille dans un petit récipient de verre le liquide qui s'écoule. On le laisse ensuite se coaguler à l'air. Après qu'il s'est pris en masse, on voit, au bout de quelques minutes, en inclinant le verre, un peu de sérum transparent sourdre du gâteau de fibrine. Une petite goutte de ce liquide est déposée sur le milieu d'une lame porte-objet ; on y porte une parcelle de tissu enlevée à l'instant même sur le testicule vivant, on la dilacère et on expose la préparation à la vapeur d'une solution concentrée d'acide osmique. A cet effet, la solution est préparée dans un flacon bouché à l'émeri, dont l'ouverture a un diamètre un peu inférieur à la largeur de la lame porte-objet. Le flacon se trouve à portée de la main de l'opérateur ; il suffit alors de remplacer le bouchon par la lame de verre qu'on renverse sur le goulot du flacon, de façon à exposer directement aux vapeurs fixatrices la goutte de sérum suspendue au milieu de sa face inférieure.

Il est avantageux de faire la dilacération sous une forte loupe à long foyer. Mais la condition essentielle est d'opérer le plus rapidement possible : chaque seconde qui s'écoule entre l'ablation du fragment de testicule et l'imprégnation osmique marque une étape de plus dans l'altération des spermatoblastes, altération d'autant plus marquée que ces derniers sont plus jeunes. On ne peut pas prétendre, dans ces conditions, faire une dissociation méthodique et complète : en quelques coups d'aiguille rapidement donnés sous la loupe, on fait éclater trois ou quatre acini testiculaires, et pendant que le contenu de ces derniers se répand dans la goutte de sérum sous forme d'un petit nuage blanchâtre, la préparation est soumise à l'action du réactif fixateur. On saisit ainsi en quelque sorte au passage, et dès leur mise en liberté, les éléments qui s'échappent des cavités du testicule ouvertes par l'instrument. Avec un peu d'habitude, on arrive à exécuter en un clin d'œil les trois temps de l'opération (1).

La fixation est réaisée en très peu de temps, et la durée de l'imprégnation ne doit durer que de 20 à 30 secondes, au plus. La préparation étant enlevée de dessus le flacon. on y met une petite goutte de

(1) GILSON (*l. c.* p. 86) a également insisté sur la nécessité d'observer les cellules dans *leur milieu naturel*, et la technique indiquée par lui se rapproche beaucoup de la nôtre. Malgré cela il y a un écart très-notable dans les résultats , ce qui tient sans doute à ce qu'il a ajouté au *plasma naturel* diverses solutions colorantes, et surtout à ce qu'il a opéré plus lentement. Peut-être aussi l'action fixatrice des vapeurs sulfureuses auxquelles il a eu recours, est-elle moins sûre et moins complète que celle des vapeurs osmiques ? Quant à l'examen des élém nts *vivants*, il ne donne que des renseignements fort insuffisants sur leur structure intime chez tous les animaux que nous avons étudiés, à l'exception d'*Astacus* (Voy. plus bas).

la substance colorante qu'on veut employer, et on la laisse séjourner quelque temps dans la chambre humide, avant de mettre la lamelle couvre-objet.

Lorsqu'on veut conserver les pièces dans la glycérine, on fait arriver graduellement celle-ci, comme il a été dit plus haut.

Il va sans dire que ce procédé peut être varié de diverses manières, suivant les animaux que l'on étudie, le volume des fragments à dissocier, etc......; ce n'est que par une série de tâtonnements que l'on arrive à lui faire rendre son maximum pour chaque objet en particulier. Il n'est pas possible, à cet égard, de donner une formule absolument précise et s'appliquant à tous les cas.

Nous nous contenterons d'ajouter ici les remarques suivantes :

La composition du sang est soumise à des variations très notables. Par suite, la coagulation se fait plus ou moins vite et la substance solidifiable (fibrine) se montre en proportion fort variable, suivant les espèces, les saisons, etc......, une foule de circonstances sur lesquelles nous ne pouvons nous étendre longuement. Le sérum lui-même subit, sous l'influence des divers réactifs, de l'acide osmique principalement, une coagulation dont les effets ne sont généralement apparents qu'après un certain temps (quelques jours à plusieurs semaines !) et qui se traduit par un précipité grenu englobant les éléments dissociés et rendant leur observation moins aisée.

D'autre part, les pièces un peu fortement osmiquées noircissent peu à peu, etc.......

Aussi y a-t-il lieu de décrire et de dessiner les spermatoblastes aussitôt que la préparation est terminée, de peur d'être surpris plus tard par ces dégradations qui se produisent constamment à un degré plus ou moins prononcé.

A cet égard, on se trouve aux prises avec deux difficultés contraires: un sang plus aqueux donnant lieu à une déformation plus sensible des éléments pendant la dissociation, tandis qu'un sang plus riche en albumine les conserve mieux, mais fournit aussi un caillot plus abondant qui les masque plus ou moins par la suite.

Ce dernier inconvénient se fait naturellement sentir encore plus vivement, si l'on emploie comme véhicule le sang en nature, non encore coagulé : on obtient alors un caillot fibrineux très dense, s'opacifiant rapidement, et contenant, outre les spermatoblastes, des précipités albumineux grenus et des globules sanguins isolés ou réunis par groupes.

Malgré ces circonstances défavorables, nous n'avons pas hésité à recourir à ce moyen pour obtenir, bien fixés dans leur véritable forme, les éléments les plus délicats. En général, il y a souvent avantage à se contenter d'un petit nombre de spermatoblastes bien conservés dans chaque préparation, car les altérations surviennent très vite, sitôt que l'on veut pousser trop loin la dissociation. Autant que possible il faut éviter de dissocier des testicules d'une espèce dans le sérum d'une autre, bien qu'on soit forcément réduit à ce procédé pour les animaux très petits.

[Nous avons appliqué la même méthode à l'étude de la spermatogénèse des *Edriophthalmes*. Ici il ne peut être question de préparer du sérum ; il faut se servir du sang en nature, et souvent il est nécessaire de saigner plusieurs animaux pour obtenir une petite goutte de véhicule. Les plus grandes précautions sont indiquées pour éviter de blesser les viscères, afin d'obtenir le sang bien pur ; la dissociation présente également des difficultés, et l'usage d'une bonne loupe est indispensable pour ouvrir les culs-de-sac fusiformes à paroi chitineuse renfermant les éléments du sperme.]

Les aiguilles à dissociation doivent être très acérées et peu flexibles ; dans certains cas, on peut se servir avec avantage d'aiguilles se terminant en fer de lance aplati.

Pour ce qui est des réactifs colorants, nous avons employé de préférence le picrocarmin qui ne précipite pas autant par l'acide osmique que les couleurs d'aniline. Cependant ces dernières seules teignent les prolongements radiés : pour bien mettre ceux-ci en évidence, on peut mélanger quelques traces d'une solution aqueuse de violet de méthyle à la goutte de sérum avant d'y dissocier les tissus. En n'ajoutant la matière colorante qu'après l'imprégnation osmique, il se forme un dépôt grenu de poudre violette, et les éléments sont moins bien colorés.

Lorsque l'action de la vapeur osmique produit à la surface de la goutte liquide une pellicule cohérente, on peut malgré cela y déposer une goutte de carmin ; ce dernier pénètre toujours, et entre les débris de la pellicule qui se fragmente au moment où l'on met le couvre-objet, on peut observer généralement des spermatoblastes bien fixés.

Quand on a fait quelques préparations de suite, l'exposition aux vapeurs doit durer un peu plus longtemps, car celles-ci sont moins abondantes lorsque le flacon a été débouché un certain nombre de fois.

Il est avantageux de mettre peu de sérum, de façon à l'étaler en goutte plate, et non pendante, au cours de la dissociation, etc...... etc......

Le mode de fixation qui vient d'être exposé donne, avec un peu d'habitude, des préparations d'une netteté surprenante, surtout après les déceptions éprouvées en faisant usage de procédés moins expéditifs.

Nous devons encore signaler ici une différence notable dans la manière dont se comportent les éléments spermatiques de l'écrevisse d'eau douce quand on les compare à ceux des crustacés marins. Les spermatoblastes d'*Astacus*, remarquables par leur volume qui permet de les étudier même avec des grossissements moyens, sont très beaux lorsqu'ils sont fraîchement préparés. Mais dès le lendemain (lorsqu'on a ajouté de la glycérine surtout) ils se déforment par un gonflement démesuré de la zone transparente ; puis le protoplasma cellulaire lui-même pâlit au point de se soustraire à l'observation, si bien qu'après peu de jours on ne voit plus que la vésicule céphalique. (Peut-être pourrait-on obvier à cet inconvénient en remplaçant la glycérine par un autre liquide conservateur : sucre en solution concentrée, etc...) Ce fait est d'autant plus surprenant que les éléments de l'écrevisse sont bien plus résistants, de prime abord, que ceux des décapodes marins, et donnent encore des préparations passables avec les procédés de fixation moins rapides qu'on emploie couramment.

Tout au contraire, les spermatoblastes des crustacés de la mer, lorsqu'on les examine à l'état frais, paraissent à peu près homogènes, avec cet éclat mat qu'ont en général des corps protoplasmiques (leucocytes, etc.). Par contre ces éléments, si prompts à se détériorer dans le sérum qu'on ne saurait aller trop vite pour les saisir au point voulu, donnent, une fois fixés, des préparations très persistantes (1). Mais, quelque diligence que l'on mette à opérer, il y a toujours une zone marginale dans laquelle les cellules ont subi des changements notables dus à un commencement de dessiccation.

Nous devons ajouter cependant que cette méthode est surtout avantageuse en ce qui concerne le noyau et la vésicule céphalique. Le protoplasma du corps cellulaire (cytoplasme), fixé ainsi par la vapeur osmique, acquiert une transparence telle qu'il devient parfois presque invisible, surtout quand les pièces sont anciennes. Pour le bien voir, il est nécessaire de recourir à la coloration par les couleurs d'aniline. C'est faute d'avoir mis en œuvre ce procédé au début de nos recherches, que nous n'avons pu suivre d'une façon satisfaisante la destinée du corps cellulaire des spermatoblastes chez les crustacés marins.

Nos figures montrent exactement les particularités morphologiques observées. Mais, ce que le dessin ne saurait rendre, c'est la régularité réellement géométrique des spermatoblastes, et la clarté saisissante des préparations.

II. ASTACUS FLUVIATILIS.

A. Segmentation des ovules mâles.

Nos observations concernant les premiers stades de la spermatogenèse chez l'écrevisse concordent entièrement avec la description donnée par GROBBEN (l. c. Pl. v, fig. 1 à 4).

Les acini du testicule renferment deux sortes d'éléments bien distincts, formant à l'intérieur de la paroi propre un revêtement d'aspect épithélial (Voy. Pl. I, fig. 1) :

1° Une masse protoplasmique (*Plasmodium* de GILSON) qui semble

---

(1) Les pièces provenant de notre campagne à Concarneau en 1883 n'ont plus, évidemment, l'entière netteté des premiers jours. Cependant nous en possédons un certain nombre sur lesquelles on peut encore constater quelques-uns des principaux détails de structure qui se trouvent décrits plus loin.

indivise, et qui renferme des noyaux irréguliers *e t,* de volume très inégal, entassés les uns sur les autres sans aucun ordre apparent. Le noyaux paraîssent grossièrement grenus et très opaques à un faible grossissement ; à 600 diamètres, ils présentent un réseau nucléaire serré avec un grand nombre de renflements nodaux assez gros et fortement colorés ;

2° De grandes cellules arrondies *om* à protoplasma clair, finement granuleux, contenant un gros noyau sphérique dont la structure filamenteuse est très apparente, même avec des objectifs assez faibles. Régulièrement rangées sur un seul plan, le long de la paroi des acini, ces cellules sont en quelque sorte plongées dans une couche constituée par les éléments mentionnés en premier lieu, qui les entourent de toutes parts, ne laissant libre qu'une petite partie de leur circonférence qni fait saillie dans la cavité de l'acinus.

Grobben considère les éléments granuleux comme des *germes de remplacement* (Ersatzkeime) destinés à se transformer progressivement en *spermatoblastes,* ou cellules de la seconde catégorie. Gilson admet également que les *métrocytes* ou cellules-mères proviennent du plasmodium pariétal.

En examinant ce dernier à différents stades, on voit, en effet, un certain nombre de ses éléments qui semblent augmenter de volume et s'arrondir : le noyau prend la forme sphérique et s'hypertrophie ; en même temps les filaments primaires du réticulum nucléaire deviennent de plus en plus distincts, et un corps cellulaire sphéroïdal se délimite autour du noyau, au sein du plasmodium.

Sur les acini un peu plus avancés, les grandes cellules forment une couche continue, et les éléments granuleux, bien moins nombreux que précédemment, n'existent plus que par petits groupes comblant les intervalles qui existent entre cette couche de *cellules-mères* et la membrane d'enveloppe de l'acinus.

Dans la suite, les éléments granuleux s'aplatissent contre la paroi et ne prennent aucune part immédiate à la spermatogenèse ; ces restes du *plasmodium* représentent apparemment la couche génératrice chargée de pourvoir aux poussées ultérieures de la fonction séminipare (Gilson). Aussi nous bornerons-nous à suivre, dans notre description, la destinée des grandes cellules rondes qui, seules, deviennent pour le moment, le point de départ de la formation des spermatozoïdes.

Ces cellules jouent le rôle des *ovules mâles* (Robin) ou *spermatogonies* (de la Valette St-Georges) des animaux supérieurs ; ce sont elles , en effet , qui produisent , en se divisant , plusieurs générations de *cellules seminales* (*spermatocytes* , de la Valette) , dont la dernière (*spermatides*, de la Valette) donne enfin naissance aux spermatozoïdes (*spermatosomes*). Bien que le mot de *spermatoblastes* ait été employé sous différentes acceptions par les auteurs , nous croyons devoir le conserver (à la suite de M. Mathias Duval) pour désigner la dernière génération de cellules séminales (les spermatides) produisant directement les spermatozoïdes ; on évitera ainsi de créer pour les éléments testiculaires une terminologie différente de celle employée pour la généralité des cellules formatrices (neuroblastes , fibroblastes, hématoblastes, etc.).

On peut donc établir comme il suit le parallèle des deux terminologies :

Ovule mâle.	Spermatogonie.
Cellules séminales.	Spermatocytes.
Spermatoblastes.	Spermatides.
Spermatozoïdes.	Spermatosomes.

(Voy. Waldeyer, Anatomischer Anzeiger, 1887, p. 356).

Les ovules mâles se présentent comme des cellules rondes mesurant environ 40 μ de diamètre. Le protoplasma, clair et finement grenu sur les éléments fraîchement dissociés et fixés à la vapeur osmique, se rétracte notablement quand les pièces ont été traitées par le réactif de Flemming et incluses dans le collodion et il acquiert alors une opacité prononcée. Le noyau, dont le diamètre est de 20 μ, possède une membrane nucléaire nette, et renferme des filaments chromatiques rigides, entrecroisés en tous sens et plongés dans une substance fondamentale (*suc nucléaire, caryochylème,* etc......), homogène et transparente. Ce *spirème* (1) nucléaire représente un stade préparatoire de la division karyokinétique.

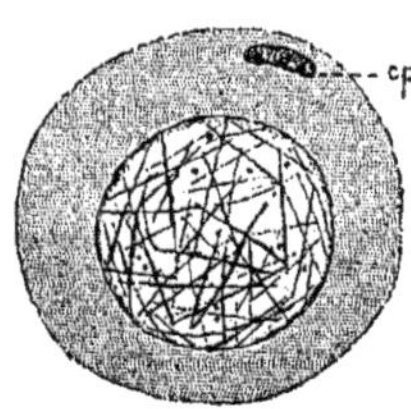

Fig. I. — Ovule mâle avant le début de la segmentation, montrant le spirème nucléaire et le corpuscule paranucléaire *c. p.*

(1) Pour la terminologie de la karyokinèse, voy. Waldeyer, Arch. für Mikr. Anat. *XXXII*, 1888.

Une fois constitué, il se modifie graduellement, en ce sens que ses trabécules deviennent plus grosses et moins nombreuses, ce qui fait qu'elles paraissent de plus en plus espacées. Ce changement résulte évidemment de ce que les (ou *le*) filaments chromatiques (1) se raccourcissent en même temps que leur diamètre transversal s'accroît. Les trabécules sont irrégulièrement dentées sur leurs bords (dentelures représentant, suivant l'opinion commune, les vestiges des filaments secondaires dont la substance refluerait peu à peu vers les fibres principales ou primaires); à mesure qu'elles grossissent, elles se rapprochent de la surface du noyau et forment finalement une sorte de corbeille sphérique en s'appliquant à la face interne de la membrane nucléaire ; pourtant on en voit presque toujours quelques-unes qui traversent en divers sens la partie centrale du noyau. A ce stade les filaments ont pris un aspect moniliforme : de petits grains renflés et colorés (caryomicrosomes) alternent avec des segments incolores répondant à la substance achromatique des fibres (*linine* de certains auteurs).

Peu de temps après le début de ces modifications du spirème, on voit apparaître dans le corps de l'ovule mâle, non loin de la périphérie, un corps irrégulièremeut ovoïde, d'une réfringence mate, mesurant de 6 à 7 μ suivant sa plus grande dimension (*c p Fig. I*). GROBBEN l'appelle *corpuscule de sécrétion* (Sekretkörper), d'après une dénomination empruntée à STRASSBURGER. Il précède les phénomènes de spermatogenèse proprement dits, et ne semble y prendre aucune part. Nous lui donnerons le nom de *corpuscule paranucléaire*. Nous avions désigné sous le nom de *corpuscule précurseur* un corps se comportant d'une manière analogue, dans les spermatoblastes des Plagiostomes (G. HERRMANN, Spermatogenèse

(1) Si nous employons le pluriel, ce n'est pas que nous ayons pu constater nettement sur nos préparations la présence de plusieurs filaments nucléaires ; à la vérité, nous inclinerions plutôt à admettre qu'il n'y en a qu'un seul, au stade que nous décrivons. Malgré l'examen le plus attentif, il nous est impossible de nous prononcer avec certitude à ce sujet. Mais, en fait, avec les forts grossissements, comme on ne voit jamais le même filament que sur une étendue de 20 à 25 μ au plus, il semble toujours qu'on ait sous les yeux un certain nombre de fibres , soit que celles-ci appartiennent à un *boyau nucléinien* unique (CARNOY), soit qu'elles dépendent de plusieurs longs filaments séparés, intimement enchevêtrés pour former le peloton du spirème. D'après GILSON qui a suivi en détail la genèse du spirème, il y a une *reconstitution du filament nucléinien* aux dépens de plusieurs tronçons séparés chez les édriophthalmes.

des Sélaciens, *Journal de l'Anatomie*, 1882). Les noms de *corps accessoire*, *noyau accessoire* (Nebenkörper, Nebenkern), ont été attribués à des formations variées, n'ayant de commun que leur situation extra-nucléaire; ils n'ont plus, en conséquence, qu'une signification collective et peuvent prêter à confusion (Voy. WALDEYER , *Anatomischer Anzeiger*, 1887, p. 366).

Après que le spirème a pris ainsi une situation superficielle , il se fragmente en un certain nombre de tronçons qui vont se rassembler dans le plan équatorial du noyau. De longueur très inégale au début, ils s'égalisent peu à peu et constituent une *plaque équatoriale* régulière (Voy. la *Fig. II*, ci-dessous et la fig. 4, Pl. i).

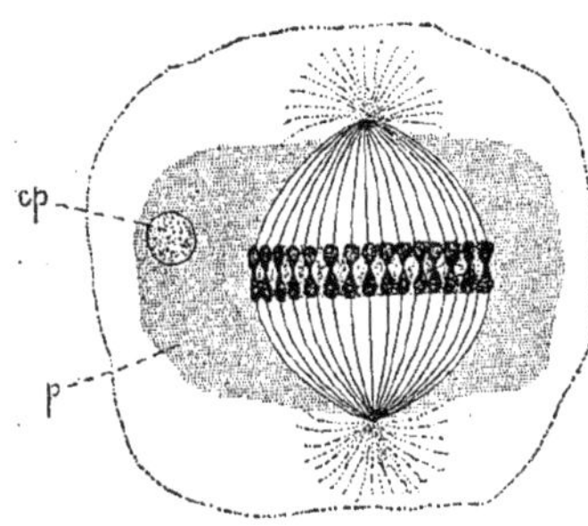

Fig. II. — Ovule mâle en karyokinèse, avec plaque équatoriale , fuseau achromatique et irradiations polaires.

p. Protoplasma du corps cellulaire.
c. p Corpuscule paranucléaire.
m. Membrane cellulaire.

A ce moment un fuseau nucléaire achromatique très régulier s'étend de part et d'autre de la plaque, émettant par chacune de ses extrémités de nombreuses irradiations polaires dont les plus externes retombent en gerbe. Cette disposition, exactement signalée par CARNOY, est encore bien plus prononcée sur les cellules séminales des générations suivantes, dans lesquelles les pôles sont plus rapprochés de la membrane d'enveloppe de la cellule ; les faisceaux polaires sont alors comme aplatis contre cette membrane, leurs fibrilles retombant en arc de cercle coiffent en quelque sorte les sommets du fuseau nucléaire.

Les éléments chromatiques rangés dans le plan équatorial, constituent bien *une plaque continue* divisant en deux moitiés symétriques le fuseau achromatique. L'aspect est celui d'une sorte de rosace formée par des files de grains chromatiques s'irradiant irrégulièrement à partir du centre (Fig. *II′*). Ce fait se répète trop

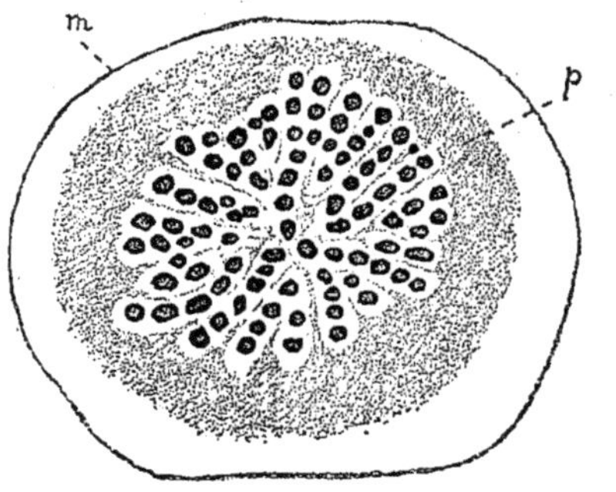

Fig. *II′*. — Plaque équatoriale vue par l'un des pôles, et entourée du protoplasma cellulaire *p*.

m. Membrane cellulaire.

nettement sur nos préparations pour laisser subsister le moindre doute, et nous devons, en ce qui concerne ce point particulier des *couronnes à bâtonnets intérieurs*, nous ranger à l'avis de Nussbaum. Nous n'avons même observé qu'un petit nombre de fois la *couronne équatoriale* décrite et figurée par Carnoy. Mais ces observations, qui sembleraient au premier abord devoir se contredire, ne sont nullement inconciliables. A côté de plaques continues et complètes, comme celle de la *Fig. II′*, nous en avons vu d'autres présentant à leur partie centrale un espace libre, de forme irrégulière ; notre figure montre même déjà une première ébauche de cette disposition qui peut s'accentuer de plus en plus, et l'on a alors l'aspect de plaques perforées (durchbrochene Scheiben) signalé par Nussbaum sur les plaques filles après la métakinèse. Sur quelques points, nous avons vu ensuite une sorte d'anneau ou de couronne épaisse (deux à trois rangées d'éléments chromatiques, assez irrégulières), ce qui représente évidemment une étape voisine de la couronne parfaite de Carnoy. Les fibres du fuseau chromatique suivent, bien entendu, les éléments chromatiques dans leur migration vers la périphérie du plan équatorial.

Nous inclinerions à admettre que la division peut s'opérer dès le moment où les éléments chromatiques sont disposés en *plaque*, le stade de *couronne* faisant alors défaut. Il s'agirait là d'une des nombreuses variantes qu'offrent, à toutes les périodes de leur développement, les éléments séminipares de l'Écrevisse, variantes dont nous aurons à discuter la signification à la fin de ce chapitre.

Les éléments chromatiques équatoriaux ne présentent à aucun moment la forme d'anses. Ce sont des bâtonnets courts, à bouts renflés, s'étirant en biscuit au moment où doit s'opérer la division. Vus par les pôles, ils semblent constitués par une couche corticale plus dense et plus colorée (*Fig. II'*) entourant une substance centrale plus claire. La matière fondamentale incolore interposée aux bâtonnets offre un aspect finement fibrillaire. Le protoplasma cellulaire enveloppant le noyau se moule sur les sinuosités du bord de la plaque équatoriale.

Nous n'avons pas observé la *division intérieure* de CARNOY, avec conservation de la membrane nucléaire. Par contre nous pouvons confirmer la persistance du *corpuscule paranucléaire* (*Fig. II*) pendant la durée de cette phase de la division karyokinétique. Nous avons perdu ses traces à partir de la métakinèse de l'ovule mâle.

Celle-ci se produit par division des bâtonnets chromatiques suivant le plan équatorial (Pl. I, fig. 5), au niveau de l'étranglement séparant leurs extrémités renflées. Ainsi se constituent deux plaques filles qui s'écartent peu à peu de l'équateur; elles n'ont point la forme de disques plans, mais plutôt celle de deux calottes se regardant par la concavité, tantôt à peu près continues, tantôt plus ou moins perforées. Les deux grains chromatiques provenant de la scission d'un même bâtonnet continuent à être réunis par un filament achromatique qui paraît être la continuation directe des fibres du fuseau. Il semble que les grains colorés remontent simplement le long des fibres achromatiques, en se dirigeant vers les pôles (Pl. I, Fig. 5 et 6).

Bientôt une ligne de segmentation se montre également dans le corps de la cellule, sous forme d'un étroit sillon circulaire. La scissure gagne peu à peu de la périphérie vers le centre, suivant le plan équatorial, refoulant devant elle le faisceau des fibres achromatiques unissantes. D'abord cylindrique et même légèrement bombé en dehors en forme de barillet, ce faisceau paraît, par suite, comme étranglé en son milieu (Pl. I, Fig. 6 et 7). Bientôt ses deux moitiés figurent deux faisceaux coniques juxtaposés en sablier par leur sommet, et à ce moment les irradiations polaires ont disparu. Finalement la division se complète, en même temps que celle du proto-plasma cellulaire.

On observe au cours de la métakinèse un certain nombre d'irrégularités portant principalement sur la disposition des éléments chromatiques. Ceux-ci peuvent être épars sur le fuseau , comme si la plaque nucléaire s'était dissociée , disséminant ses grains sur toute la hauteur des fibres achroma-tiques ; quelques-uns peuvent même remonter jusqu'aux pôles (V. CARNOY, l. c., fig. 246, *g h*). D'autres fois on voit des cellules volumineuses , ayant à peu près le diamètre des ovules mâles , et renfermant jusqu'à quatre noyaux, tous au stade de division de la *Fig. II.*

Nous signalerons enfin la présence, parmi les cellules en voie de division, d'éléments à protoplasma homogène et très réfringent , qui paraissent pro-venir d'une transformation particulière des ovules mâles ou des cellules séminales. Leur noyau paraît être à l'état de spirème à travées de moyenne grosseur. Ils ont de 15 à 35 μ de diamètre. A côté d'eux se voient des sortes de gouttes réfringentes plus petites (10 à 15 μ). Nous n'avons pas suivi leur destinée ultérieure.

Le processus de la division indirecte se répète ensuite à deux reprises, donnant naissance à des cellules séminales qui se seg-mentent à leur tour pour former les spermatoblastes. Du moins trouvons nous des plaques nucléaires ayant respectivement les dimensions de 20 μ (ovules mâles), 13 à 14 μ et 8 à 10 μ (cellules séminales).

Tous ces phénomènes sont faciles à suivre chez l'*Astacus*, parce qu'on y trouve tous les stades de la karyokinèse les uns à côté des autres sur une même préparation, tandis que chez le homard, par exemple, toutes les cellules d'un acinus sont généralement à la même phase d'évolution (1).

La segmentation une fois achevée, et les spermatoblastes destinés à se transformer chacun en un spermatozoïde définitivement cons-

---

(1) Notre description de la division des ovules mâles confirme presque intégralement les données de l'excellent travail de CARNOY (Recueil *La Cellule* , T. I, 1884). N'ayant pas fait une étude aussi approfondie du sujet et suivi une autre technique, il y a quelques particularités que nous n'avons pas retrouvées sur nos préparations, notamment la *karyokinèse intérieure* et les *globules polaires*. Les fibres du fuseau achromatique nous paraissent aussi être plus épaisses que ne l'indiquent les figures de CARNOY.

titués, nous devons signaler en premier lieu la façon toute particulière dont se comporte le noyau de ces éléments.

Au moment où la dernière division cellulaire vient de s'effectuer, le noyau (ou plutôt la plaque équatoriale), a la forme d'un disque généralement un peu excavé sur celle de ses faces qui est tournée vers le plan de segmentation. Il est situé tout à fait excentriquement, avoisinant la surface de la cellule du côté qui répond à ce plan, et appliqué par la face opposée sur le protoplasma cellulaire. Sur les pièces traitées par la méthode de FLEMMING , celui-c a l'aspect d'un corps sphéroïdal opaque et très finement granuleux ; à sa partie supérieure, il supporte le noyau par une face plane ou un peu concave (Pl. I, fig. 8).

L'espace très réduit qui existe entre la face supérieure excavée du noyau et la périphérie de la cellule (membrane cellulaire) est comblé par une substance claire à grosses granulations dans laquelle nous n'avons pu distinguer aucun vestige des fibres achromatiques qui formaient en ce point, jusqu'aux derniers stades de la segmentation, un faisceau conique à base inférieure reposant sur la plaque nucléaire.

A ce moment le protoplasma cellulaire subit une modification structurale des plus remarquables : il prend la forme d'une cupule à bords épais (*Fig. III, p.*) et présente un aspect finement quadrillé dû à la présence de granulations opaques régulièrement disposées en séries parallèles. Cette apparence rappelle celle que E. VAN BENEDEN a figurée chez *Ascaris megalocephala* (Arch. de Biol. belges 1883); d'après cet auteur, les grains seraient réunis par des fibrilles ténues formant un réticulum très délicat à mailles quadrangulaires.

La cupule n'est pas toujours régulièrement arrondie, et le noyau affecte, par rapport à elle, des positions assez variables.

Sur les spermatoblastes un peu plus âgés, le noyau, tout en conservant sa forme de disque (un peu concave sur l'une ou sur l'autre face, parfois excavé sur les deux) se trouve placé au centre du corps cellulaire, si bien qu'aucun indice ne nous a plus permis de distinguer à ce stade quelle est celle de ses faces qui répondrait au plan de segmentation primitif. Dès lors la structure quadrillée du protoplasma s'efface et disparaît (Pl. I, fig. 9).

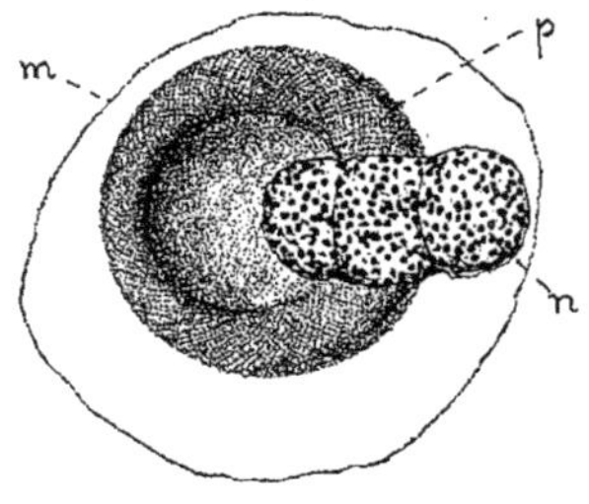

Fig. III. — Montrant le protoplasma cellulaire *p* en forme de cupule et à structure quadrillée. (Pièce fixée par le liquide de FLEMMING).

n. Noyau discoïde vu par le côté.
m. Membrane cellulaire.

(Ce stade vient se placer entre ceux des fig. 8 et 9 de la Pl. I).

A la phase suivante (Pl. I, fig. 10) on voit dans le protoplasma cellulaire un petit corps arrondi et réfringent, se colorant vivement par le carmin, mesurant de 4 à 5 μ de diamètre. Parfois il n'en existe qu'un, d'autres fois on en trouve deux (fig. 10), généralement inégaux, et toujours situés alors de part et d'autre du disque nucléaire, à quelque distance de lui. A partir de ce moment le spermatoblaste va entrer dans la deuxième période de son évolution.

B. Transformation des Spermatoblastes en Spermatozoïdes.

Au stade qui suit, nous ne voyons plus (au moins dans le très grand nombre des cas) qu'un seul corpuscule (*Fig. IV v*) présentant, à première vue, la même apparence que les précédents, mais dans lequel un examen plus attentif permet de reconnaître d'une manière indubitable le premier rudiment de la vésicule céphalique. Lorsqu'il en existe deux, on se trouve en présence de spermatoblastes à deux vésicules ; nous consacrerons quelques mots, à la fin du présent chapitre, à cette disposition que nous considérons comme une anomalie de développement.

Il nous est impossible de donner aucune indication précise sur le mode d'apparition des corpuscules du stade de la figure 10, ni de dire si l'un de ces corps est en rapport avec la formation de la vésicule céphalique.

Ce sont là des points qui exigent de nouvelles recherches (Voy. les *Remarques* à la fin).

Par contre nous avons pu observer d'une façon assez satisfaisante les phases qui nous restent à décrire et au cours desquelles le spermatoblaste va prendre la forme de spermatozoïde.

Dans l'étude que nous allons entreprendre de l'évolution des spermatoblastes, nous supposerons ces éléments toujours orientés de la même façon : la vésicule céphalique en haut, le noyau dans le bas.

Dès son apparition, la vésicule céphalique se présente sous forme d'un petit corps sphérique (*Fig. IV, v*; fig. 11 et 12 de la Pl. 1) limité

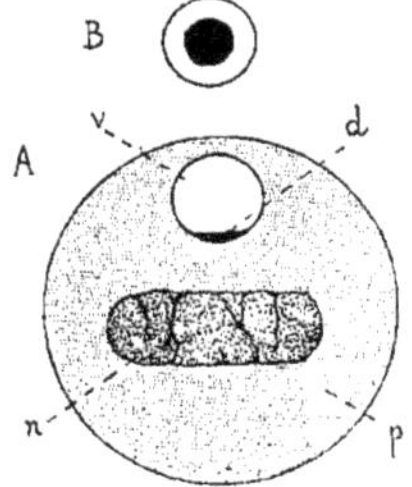

Fig. IV. — Spermatoblaste après l'apparition de la vésicule céphalique.

A. Spermatoblaste vu de profil :

n, noyau ; *v*, vésicule ; *d*, épaississement coloré occupant la partie inférieure de celle-ci ; *p*, protoplasma cellulaire.

B. La vésicule isolée vue par son pôle inférieur ; le segment coloré se projette sous forme d'un disque central sur la partie incolore et transparente.

par une mince paroi et dont la cavité est remplie d'une substance parfaitement transparente. Du côté qui regarde le noyau sous-jacent *n* (pôle inférieur de la vésicule) la paroi présente un épaississement en verre de montre *d*, lequel se dessine sur la coupe optique comme un croissant. Seule, cette partie épaissie se colore vivement par le carmin ; le reste de la vésicule ne prend qu'une légère teinte rosée, même lorsqu'on laisse les pièces en contact prolongé avec la matière colorante. Le pôle supérieur de la vésicule est très près de la surface du spermatoblaste ; son pôle inférieur est distant de 8 μ environ du noyau *n*. Celui-ci conserve toujours sa forme de disque un peu excavé au centre, se colore en rouge assez foncé et contient un réticulum fin à points nodaux peu apparents.

Les vésicules les plus jeunes que nous ayons observées ne mesuraient pas plus de 8 à 10 μ.

Une fois pourvu de sa vésicule, le spermatoblaste augmente de volume dans toutes ses parties : le noyau s'étend en diamètre aussi bien qu'en épaisseur, son réticulum devient de moins en moins distinct et son affinité pour les matières colorantes diminue progressivement. Mais c'est surtout la vésicule céphalique qui présente un accroissement notable, de sorte que, son pôle supérieur affleurant la surface libre du spermatoblaste, le pôle inférieur tend à s'abaisser de plus en plus vers le noyau. En même temps, l'épaississement cupuliforme de sa paroi gagne progressivement de bas en haut, si bien qu'elle semble offrir à ce moment une moitié supérieure à peine teintée en rose, et une moitié inférieure colorée en rouge intense. (Pl. ı, fig. 13). A ce moment, le diamètre transversal du noyau est presque égal à celui du corps cellulaire lui-même, qui a le moins gagné en masse proportions gardées, et qui se trouve ainsi partagé en deux hémisphères : l'un supérieur (*hs Fig. V*) enveloppant la vésicule céphalique, l'autre inférieur (*hi Fig. V*).

La fig. 14, Pl. ı, ainsi que la *Fig. V* ci-dessous, nous montrent un sper-

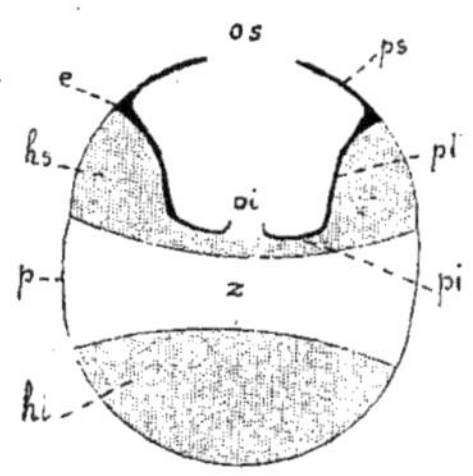

Fig. V. — Coupe longitudinale, suivant la ligne des pôles, du spermatoblaste de la fig. 14, Pl. ı.

os, orifice supérieur de la vésicule ; *oi*, orifice inférieur ; *ps*, paroi supérieure formant la calotte de la vésicule, *pl*, paroi latérale, *pi*, paroi inférieure : *hs*, hémisphère supérieur du corps cellulaire ; *hi*, hémisphère inférieur ; *z*, zone transparente occupant l'emplacement du noyau, et limitée à sa circonférence par une membrane *p* s'étendant entre les deux hémisphères; *e*, épaississement annulaire de la paroi de la vésicule.

matoblaste plus avancé sur lequel nous relevons trois modifications nouvelles : 1° l'épaississement s'est étendu à toute la paroi vésiculaire à l'exception d'un petit espace répondant au pôle supérieur et se présentant sous forme d'un orifice circulaire *os* limité par un bord net et comme fait à l'emporte-pièce. Cette ouverture peut être déjà constatée parfois au stade précédent, mais elle est alors bien moins visible ; 2° l'épaississement est beaucoup plus marqué sur une zone annulaire étroite, située un peu plus haut que l'équateur de la vésicule, et forme à ce niveau un bourrelet prismatique *e* très réfringent sur la coupe optique. La face supérieure du prisme se continue insensiblement avec la paroi *p s* de la vésicule ; sa face inférieure au contraire, forme un angle assez marqué avec la paroi *p l* et dessine ainsi un rebord saillant. Le tout figure assez bien une sorte de marmite dont le couvercle déborderait un peu et serait percé au milieu d'un trou circulaire (fig. 14). Le protoplasma cellulaire qui enveloppe la vésicule ne remonte pas au-dessus du rebord *e* auquel il paraît se fixer, si bien que toute la calotte *ps* de la vésicule semble saillir librement hors de la cellule ; 3° Le noyau n'est plus reconnaissable comme tel ; sur l'emplacement qu'il occupait se trouve une sorte d'espace clair *z*, en forme de lentille biconcave, séparant entièrement la partie supérieure du protoplasma cellulaire *hs* qui entoure la vésicule, de la partie inférieure *hi*. La substance transparente qui a pris la place du disque nucléaire se teinte à peine par le carmin et tranche vivement sur le protaplasma opaque et foncé du corps cellulaire.

Lorsqu'on suit les transformations qui s'accomplissent ainsi parallèlement dans la vésicule céphalique et dans le noyau du spermatoblaste, on a l'impression d'une sorte de migration de la substance chromatophile, comme si cette dernière quittait peu à peu le noyau pour se transporter dans la vésicule.

La *Fig.* V montre en plus une dépression en fond de bouteille qui se produit au pôle inférieur *o i* de la vésicule. Il semble que la membrane d'enveloppe s'invagine sur elle-même et se rompe aussitôt au sommet de l'enfoncement. En effet, la partie invaginée figure un court tuyau vertical un peu évasé au niveau de son insertion sur la paroi de la vésicule ; ce tuyau s'élève verticalement suivant une ligne droite qui irait d'un pôle à l'autre et se termine supérieurement par un orifice circulaire (Pl. I, fig. 15 et 16). D'abord légèrement conique, il devient ensuite cylindrique, puis bientôt son bord supérieur se renverse en arrière (fig. 4, Pl. II ; fig. 17, Pl. I). Au début, il ne dépasse guère en longueur un tiers de la ligne des pôles ; mais plus tard, par suite de l'aplatissement progressif de la vésicule, il semble remonter à mi-hauteur environ.

Quant à l'orifice supérieur *os* de la vésicule, il émet également dans l'intérieur de celle-ci un prolongement qui descend à la rencontre du précédent ; mais ce n'est qu'une sorte d'anneau très peu élévé, à paroi beaucoup plus mince que celle de la calotte où il s'insère, et son bord libre ne se renverse pas comme celui du tube inférieur. Les deux invaginations n'arrivent jamais à se toucher, elles demeurent constamment séparées par un espace qui équivaut à peu près au tiers de la hauteur sur la vésicule adulte. Cette particularité, ainsi que la localisation différente de la chromatine, distingue les spermatoblastes d'*Astacus* de ceux des décapodes marins qui se trouvent décrits plus loin.

A partir du moment où s'est produit l'orifice inférieur de la vésicule, cette dernière et le spermatoblaste tout entier commencent à diminuer graduellement de volume et à s'aplatir dans le sens vertical. Les fig. 14 à 18 de la Pl. i montrent très nettement ce fait ; le rapetissement progressif y paraît même trop accentué, les fig. 11 à 13 se trouvant dessinées à une échelle plus forte que les suivantes.

En même temps la vésicule, tant sur la paroi latérale que sur la calotte, présente des stries rayonnnées (Pl. ii, fig. 4 ; Pl. i, fig. 15, etc.) que GROBBEN attribue à des plis résultant d'une sorte d'affaissement de la vésicule sur elle-même, après la rupture de la membrane dans la région polaire.

Le rapetissement total de la vésicule est indéniable, mais, à en juger d'après ce que nous avons pu voir, les parois s'épaississent sans se plisser : c'est la surface externe qui se creuse de cannelures, longitudinales sur la paroi latérale, radiées sur la paroi supérieure. En effet, la coupe optique horizontale de la vésicule regardée par un de ses pôles montre (*Fig. VI*) un bord interne *i* régulièrement circulaire, tandis que le bord externe *ex* est festonné-dentelé. Le nombre des saillies et des sillons qui les séparent et assez variable ; il va en augmentant jusqu'à l'état parfait (Pl. i, fig. 15 à 18), et peut osciller entre 15 et 25, suivant le degré d'évolution et aussi suivant la grosseur du spermatozoïde. GROBBEN en figure une trentaine sur le spermatosome adulte. A cet égard la fig. 68 de NUSSBAUM, ainsi que celles de notre Pl. ii (fig. 1 *a* et *b*) nous paraissent donner un chiffre plutôt un peu inférieur à la moyenne. Il est difficile de dire si les cannelures de la paroi latérale sont en nombre égal à celles de la calotte; il nous a semblé qu'elles étaient parfois plus nombreuses que ces dernières.

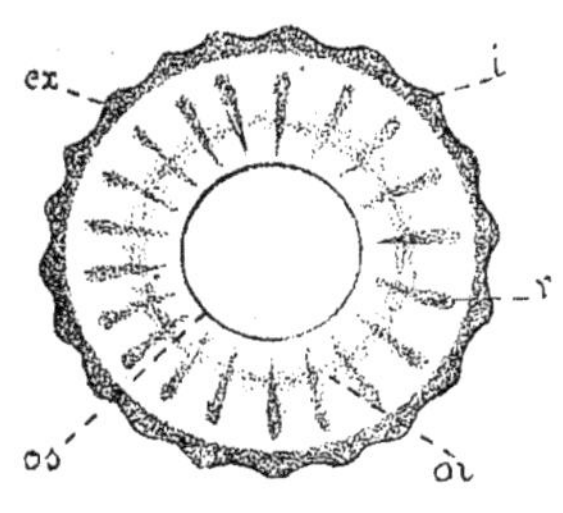

Fig. VI. — Vésicule céphalique vue par son pôle supérieur, en projection sur un plan horizontal passant au niveau de l'épaississement annulaire.

ex, face externe ; *i,* face interne de la paroi vésiculaire ; la première se projette suivant une ligne festonnée, la seconde suivant une ligne régulièrement circulaire ; *os,* goulot prolongeant intérieurement l'orifice supérieur de la vésicule. On entrevoit, suivant la zone annulaire foncée *oi* le goulot inférieur, ainsi que les stries radiées *r* de la calotte.

En même temps que les stries et les cannelures de la vésicule, on voit apparaître au pourtour du spermatoblaste les prolongements qui ont valu aux spermatozoïdes des décapodes leur nom de *cellules radiées.* Ce sont d'abord des sortes de pointes coniques, en forme d'épines, qui donnent au contour de la cellule vue par un des pôles un aspect irrégulièrement dentelé (Pl. I, fig. 16. — GROBBEN, Pl. III, fig. 30 et 31). Plus tard les pointes s'allongent et s'effilent, mais on remarque jusqu'à la fin qu'elles ne sont pas égales en longueur ni en épaisseur ; les plus grandes, qui atteignent sur le spermatozoïde adulte une longueur de 40 μ environ, sont toujours entremêlées de filaments de même forme, il est vrai, mais plus courts et plus grêles.

Ces filaments ont été décrits par la plupart des auteurs comme privés de mouvements. GROBBEN (p. 24) les considère, avec OWSJANNIKOW, comme des sortes d'expansions protoplasmiques au repos, mais susceptibles de motilité amœboïde. Il admet même que des types habituellement dépourvus de prolongements radiés (*Squilla mantis*) pourraient en émettre dans certaines circonstances et les rétracter ensuite. Cette hypothèse demanderait à être vérifiée par des observations plus suivies.

Quelle est la partie du spermatoblaste qui donne naissance à ces prolongements ? Ainsi que le montre la *Fig. VII,* ils émergent de la cellule au niveau de son plus grand diamètre transversal, c'est-à-dire suivant la ligne équatoriale (si l'on considère le spermatoblaste comme un sphéroïde dont la ligne des pôles se confond avec celle de la vésicule céphalique). Or, la saillie équatoriale répond, sans aucun doute, au bord de la zone transparente marquant l'emplacement primitivement occupé par le noyau cellulaire. Sur le spermatoblaste vu de profil (*Fig. V, p* et *Fig. IX, m*), cette zone est limitée à la périphérie par une ligne foncée qu'on est tenté, à première vue, de rapporter à une membrane cellulaire, mais qui peut tout aussi bien représenter une mince couche protoplasmique persistant à la circonférence de l'équateur et unissant les deux moitiés supérieure et inférieure (*hs* et *hi Fig. V* et *IX*) du corps cellulaire.

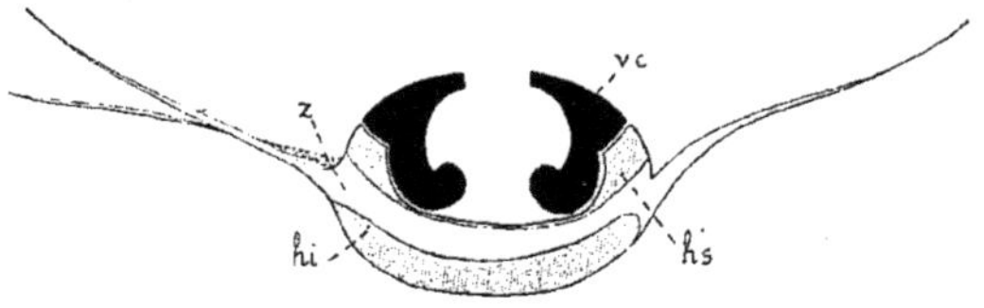

Fig. VII. — Spermatoblaste très avancé en évolution montrant l'origine des prolongements radiés. Coupe optique un peu oblique, croisant à angle très aigu la ligne des pôles.

hs, hémisphère supérieur du corps cellulaire ; *hi*, hémisphère inférieur ; *z*, zone transparente ; *vc*, paroi de la vésicule céphalique paraissant très épaissie.

Quoi qu'il en soit à cet égard, les prolongements tels que nous les avons observés, et tels que les représente la *Fig. VII*, semblent formés par cette membrane repoussée au dehors sous forme de cônes creux dans la cavité desquels se continue la substance de la zone transparente. Cette disposition est particulièrement frappante sur les pièces colorées au violet de méthyle : chaque prolongement, examiné au niveau de sa base d'insertion, paraît constitué par une gaîne assez fortement teintée, et contenant une substance incolore comme celle de la zone transparente avec laquelle elle se continue. Bien que la gaîne se rattache de part et d'autre (vers le haut et vers le bas, *Fig. VII*) aux deux moitiés du protoplasma cellulaire, nous n'avons constaté aucune apparence permettant de considérer les prolongements comme issus de ce dernier.

Nous avons tenu à préciser l'origine des prolongements en tant qu'expansions d'une zone protoplasmique à peu près dépourvue d'éléments chromatophiles, occupant l'emplacement de l'ancien noyau du spermatoblaste; en effet, on doit admettre que cette substance transparente dérive, au moins en partie, des parties non chro-matophiles du noyau (suc nucléaire et fibres achromatiques), et ce fait a de l'importance lorsqu'on compare la spermatogenèse de l'écrevisse à celle des crustacés brachyures qui se trouve décrite plus bas (Voy. p. 34).

Spermatozoïde adulte. — La forme qui vient d'être décrite (*Fig. VII*) présente déjà la plupart des particularités de structure du spermatozoïde adulte.

Celui-ci, pris dans le bol spermatique allongé qui remplit le segment inférieur du canal déférent, se distingue surtout des stades antérieurs par sa forme plus aplatie, et par la longueur plus considérable des prolongements (Pl. ɪ, fig. 18). Il se compose également d'un corps cellulaire à protoplasma opaque et granuleux, de forme à peu près hémisphérique, divisé en deux segments par la zone transparente. Le segment inférieur, en forme de lentille plan-convexe, mesure environ 10 à 12 μ de diamètre transversal au niveau de sa face supérieure plane, et 0,6 μ de hauteur. La zone transparente, qui est toujours la partie la plus étendue en largeur, présente des dimensions respectives de 15 et de 1 à 2 μ, et c'est de son pourtour que naissent les prolongements; les plus grands atteignent une longueur de 40 μ. Le segment supérieur offre les mêmes dispositions que dans la *Fig. VII*. La vésicule céphalique, sauf un aplatissement notable, n'a pas subi de changements bien marqués; les cannelures sont plus nettement accusées, tant sur la paroi latérale que sur la face supérieure. Les cannelures du bas se terminent vers le rebord saillant de la calotte par des extrémités arrondies alternant avec celles du haut. Les figures 1 *a* et 1 *b* de la Pl. ɪɪ donnent une idée très nette de la forme générale de la vésicule avec la disposition des saillies radiées, ainsi que de l'ensemble du spermatozoïde.

Ce dernier est vu par son pôle supérieur dans la fig. 1 *b* ; la fig. 1 *a* le représente en vue oblique, montrant à la fois la face latérale et la face supérieure (1).

Nous avons figuré ci-dessous, *Fig. VIII*, la coupe optique de la vésicule. On y voit le rebord saillant *é* résultant de l'épaississement de la paroi au point de rencontre de la face supérieure *ps* et de la face latérale *pl*. La face inférieure *pi* se continue par l'orifice inférieur *oi* en une sorte de goulot très évasé qui se termine supérieurement par un bord fortement renversé en dehors. L'orifice supérieur *os*, au contraire, se prolonge à peine dans l'intérieur de la vésicule par un rebord annulaire tout droit et très court.

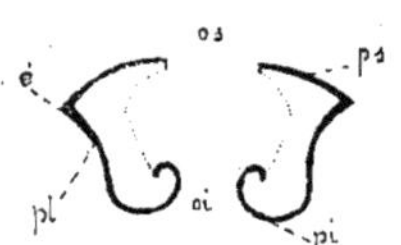

Fig. VIII. — Coupe optique de la vésicule céphalique du spermatozoïde adulte suivant la ligne des pôles.

ps, paroi supérieure ; *pl*, paroi latérale ; *é*, épaississement annulaire à la ligne de jonction de ces deux parois ; *pi*, paroi inférieure ; *os*, orifice supérieur ; *oi*, orifice inférieur.

Pour terminer ce qui est relatif à la description du spermatozoïde adulte, il nous reste à mentionner le *corps accessoire* (*Nebenkörper*) qui apparaît sur le côté de la vésicule (Pl. I, fig. 18, *c a*). Autant que nous avons pu nous en assurer, il paraît prendre naissance dans l'hémisphère inférieur *hi* du corps cellulaire, d'où il vient saillir plus tard, d'une façon plus ou moins prononcée, dans la zone transparente. C'est un corpuscule ovoïde mesurant environ 3 à 4 μ suivant son plus grand diamètre, d'une réfringence mate, ne prenant pas le carmin et se colorant avec intensité par le violet de méthyle. Ainsi que GROBBEN et GILSON, nous l'avons vu manquer fréquemment, et nous ne pouvons lui accorder qu'une importance très secondaire, contrairement à l'opinion de NUSSBAUM qui a cru y voir la véritable tête du spermatozoïde.

(1) Sur ce dessin tel qu'il est reproduit, l'effet de transparence montrant, par l'orifice supérieur de la vésicule, l'insertion des prolongements situés du côté opposé, a été très exagéré.

Spermatophores. — Comme le homard et la langouste, l'écrevisse d'eau douce sécrète dans ses conduits testiculaires une substance visqueuse et translucide qui englobe les spermatozoïdes et les réunit en grand nombre en une sorte de bol spermatique. A mesure que ce dernier descend vers l'orifice génital, on le voit s'entourer d'une sorte de paroi tenace et résistante composée d'une matière plus dense et plus réfringente que celle du centre dans laquelle baignent les éléments spermatiques. C'est une substance muqueuse sécrétée par l'épithélium de revêtement des voies séminales et se déposant par couches successives à la surface du bol spermatique où elle se concrète en une enveloppe solide d'autant plus épaisse que le bol est arrivé plus bas. La fig. 2, Pl. ii montre une coupe transversale du canal déférent d'*Astacus fluviatilis* avec le spermatophore qu'il contient. On voit au centre les spermatozoïdes inclus dans une masse hyaline *s*, qu'entoure la paroi *p* ; celle-ci a un bord externe festonné sur la coupe, (aspect qui répond à des arêtes longitudinales) et offre une épaisseur de 13 μ. Les cellules de l'épithélium pariétal sont extrêmement allongées (0,13 millimètre environ); cet épithélium comprend une zone externe *n* renfermant de gros noyaux ovoïdes, et une zone interne *i* formée par les prolongements hyalins des corps cellulaires et représentant la partie sécrétante.

Nous admettons, pour la production des spermatophores, l'opinion de Grobben, et non celle de Gilson qui croit que les masses sécrétées sont constituées par une substance protoplasmique conservant ses propriétés vitales de différenciation. Il s'agit, à nos yeux, d'un processus purement mécanique, comparable à celui qui est employé, par exemple, pour l'enrobement des dragées et des capsules médicamenteuses. De même, les capsules spermatiques multiples, libres ou fixées par un pédicule, de la plupart des crustacés marins doivent leur origine à une action modelante de la part des conduits que traverse le sperme.

Déformations artificielles des éléments spermatiques. — Tels se présentent les spermatozoïdes fixés à la vapeur osmique, après avoir subi un léger gonflement dans le sérum, et conservés dans la glycérine qui les rend très transparents. Mais il est probable qu'on découvrira encore d'autres complications structurales, principalement sur la vésicule, en étudiant les altérations que l'on peut faire subir à cette partie en la soumettant à des réactifs variés (elle est, en effet, plus résistante que le reste du spermatozoïde).

Comme spécimen des modifications considérables produites par l'action de l'eau, nous figurons ici un spermatoblaste pris à peu près au même stade que celui de la *Fig. V*, et déformé par hydratation (*Fig. IX*). Toutes les parties présentent une augmentation de volume, mais celle-ci est surtout très prononcée sur la zone nucléaire transparente *z* et sur la vésicule céphalique. La zone est élargie en hauteur et bombée latéralement où elle repousse devant elle la membrane *m*. (Il est à remarquer que ce n'est là qu'un degré très modéré d'hydratation : cette zone peut se dilater au point de former une masse sphérique très transparente, ayant un diamètre double ou triple de celui du spermatoblaste normal tout entier ; l'hémisphère inférieur *hi* paraît alors s'être détaché de la partie supérieure *hs* et flotter librement à quelque distance d'elle). Quant à la vésicule, elle est visiblement dilatée et a pris un contour sphéroïdal

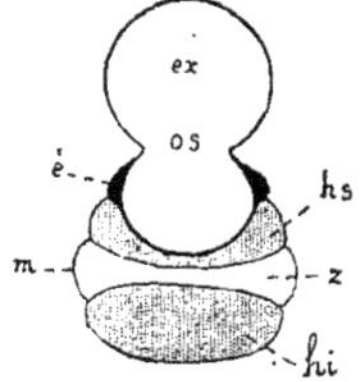

Fig. IX. — Spermatoblaste modérément gonflé par hydratation.

hs, hi, hémisphères supérieur et inférieur du corps cellulaire ; *z,* zone transparente limitée par la membrane *m* ; *é,* épaississement annulaire ; *os,* orifice supérieur de la vésicule céphalique ; *ex,* contenu vésiculaire repoussé au dehors par le gonflement.

rappelant l'aspect des stades plus jeunes. Son contenu, ayant acquis un volume à peu près double de celui qu'il possède normalement, a débordé au dehors par le goulot *os* sous forme d'une sorte de boule arrondie *ex*, se colorant par le carmin avec une intensité moyenne. Cette masse extravasée est-elle entourée d'une membrane qu'elle aurait refoulée devant elle ? On voit bien que le goulot a été retourné vers l'extérieur, ainsi que la paroi supérieure de la vésicule, jusqu'au niveau de l'anneau *é* qui a résisté grâce à son épaisseur, et l'on n'aperçoit point que l'enveloppe ainsi constituée au segment inférieur de la boule *ex*, se termine par un bord visible. Mais, d'autre part, dans les degrés plus avancés de la déformation, on constate que le gonflement se poursuit en quelque sorte indéfiniment : la boule *ex* présente alors un volume trois ou quatre fois plus grand que celui de la vésicule céphalique ; elle se teinte à peine par le carmin et finit par se résoudre en une sorte de nuage rosé, à bords effacés, et qui semble diffluer progressivement dans le liquide ambiant.

Ces faits nous amènent à discuter la question relative à l'existence d'une double paroi autour de la vésicule. Lorsqu'on regarde à un grossissement moyen une vésicule céphalique adulte colorée au carmin, elle paraît présenter une paroi extrêmement épaissie *v s* sur ses faces latérales (Voy. *Fig. VII*) : c'est ainsi, du reste, qu'elle a été figurée par la plupart des auteurs. Avec des lentilles plus fortes, il semble que l'on voie s'étendre entre les bords libres des deux goulots intérieurs une ligne légèrement concave au dedans. (Voy. la ligne ponctuée de la *Fig. VIII*). Mais, en admettant qu'il existe là une seconde paroi intérieure, cette hypothèse ne suffirait pas à nous expliquer les déformations telles que celle de la *Fig. IX*. Nos observations ne nous permettent pas de formuler une opinion précise au sujet de cette deuxième membrane vésiculaire qui doublerait intérieurement la première. GILSON admet l'existence de deux feuillets superposés, dont *l'un est la membrane propre de la vacuole, l'autre la membrane de la cellule spermatique.*

Sur la *Fig. IX*, le goulot inférieur n'est pas visible et paraît avoir été simplement effacé par la distension de la paroi vésiculaire. Mais souvent il est retourné, tout comme celui du haut, et livre passage également à une boule hyaline qui vient saillir dans la zone nucléaire sous-jacente.

Irrégularités observées dans l'évolution des spermatoblastes. — Après les irrégularités précédemment constatées dans le processus de segmentation des ovules mâles et des cellules séminales, nous devons ici en signaler d'autres ayant trait au développement des spermatozoïdes. On peut voir, par exemple, les prolongements radiés se montrer alors que la vésicule céphalique est encore au stade de la fig. 14, Pl. I (GROBBEN signale un fait analogue chez *Paguristes maculatus*). Mais l'anomalie la plus remarquable est celle qui se traduit par la formation de deux vésicules céphaliques dans la même cellule. Nous avons signalé cette disposition dès 1883, et les fig. 3, 4 et 5 de la Pl. ii la représentent à trois phases différentes. Ce ne sont pas des *spermatozoïdes doubles*, ni *à deux noyaux* comme l'admet GILSON, qui relate également ce fait, mais bien des *spermatoblastes* et des *spermatozoïdes à deux têtes* ou *à deux vésicules céphaliques*. Nous n'avons, en effet, observé aucune anomalie dans la karyokinèse des cellules séminales ; mais au lieu d'avoir une seule vésicule comme d'habitude, le spermatoblaste en présente une seconde située dans l'hémisphère inférieur du corps cellulaire qui n'en renferme pas dans le type le plus répandu représentant l'état normal.

Les deux vésicules peuvent être inégalement développées (fig. 3), et les spermatoblastes à deux vésicules peuvent arriver à maturité et fournir ainsi des *spermatozoïdes bicéphales* (fig. 5) ; les deux vésicules céphaliques sont placées dans un même axe, opposées par leurs pôles inférieurs et séparées par une zone nucléaire unique d'où partent les prolongements. Ces derniers nous ont paru former une seule couronne, et c'est là un nouvel argument en faveur de leur provenance nucléaire. Chez certains sujets nous avons rencontré un grand nombre d'éléments spermatiques ainsi constitués.

Peut-on invoquer une cause pour expliquer ces nombreuses anomalies dans la division des ovules mâles et dans l'évolution des spermatoblastes de l'écrevisse, anomalies qui contrastent avec le développement beaucoup plus régulier et plus typique des cellules séminipares chez les décapodes marins ? La plupart des écrevisses que nous avons étudiées avaient séjourné pendant un temps assez prolongé dans des aquariums, et peut-être la captivité jointe à une nourriture insuffisante a-t-elle exercé une influence défavorable et perturbatrice sur l'activité des glandes génitales. C'est une question qu'il serait intéressant de reprendre par la voie expérimentale.

III. DÉCAPODES MARINS.

Nous n'avons pas étudié d'une façon suivie, et dès le début, l'évolution des éléments séminipares des décapodes marins, et les observations relatées ici ne représentent que quelques fragments de l'histoire de la spermatogenèse chez ces animaux.

Parmi les Brachyures, les documents les moins incomplets que nous possédions ont trait à *Maïa squinado* Herbst et à *Stenorhynchus phalangium* Pennant (1). D'après ce que nous avons pu voir, les phases initiales qui marquent l'apparition des ovules mâles et leur division sont fort analogues à ce que l'on voit chez l'écrevisse. Il y a cependant cette différence que les cellules d'un même acinus se trouvent généralement toutes, ou presque toutes, au même stade de développement. ainsi qu'il sera dit plus bas pour le homard.

En ce qui concerne l'évolution des spermatoblastes une fois formés, nous n'avons pas trouvé les premiers stades, si ce n'est peut-être chez *Stenorhynchus phalangium* (Voy. plus bas p. 45).

Chez le *Maïa*, le spermatoblaste le plus jeune que nous ayons observé (Pl. III, fig. 1) se compose d'un corps protoplasmique arrondi n légèrement granuleux, se colorant au carmin avec une intensité moyenne et sans membrane d'enveloppe bien apparente. Ce corps, (*Mittelzapfen*, Grobben) que nous désignerons par la suite sous le nom de *noyau*, est aplati et même excavé supérieurement et supporte en ce point une vésicule céphalique transparente *v*; au pôle antérieur (supérieur) de la vésicule (c'est-à-dire au point le plus éloigné du noyau), on voit adhérer un petit corps présentant à peu près la forme d'une goutte de liquide *a* qui serait suspendue à la face interne de la paroi vésiculaire ; ce corps fixe énergiquement le carmin et semble représenter un *amas de chromatine*. La ligne circulaire limitant la surface de juxtaposition de la vésicule et du noyau est bordée par une sorte de bandelette réfringente *c*, assez prononcée chez le maïa, et qui semble, à première vue, répondre à un épaississement annulaire de la membrane vésiculaire.

Au stade suivant (*Fig. X.*— Pl. III, fig. 2), l'amas de chromatine *a* s'est un peu allongé et a pris la forme d'un cône à sommet arrondi, à base évasée, pendant verticalement du pôle antérieur (sommet) de la vésicule céphalique. Du pôle postérieur de la vésicule, on voit s'élever une autre saillie ayant l'aspect d'un mince bâtonnet incolore *b*. En même temps l'anneau réfringent, entourant la base de la vésicule, paraît plus accusé.

(1) *Stenorhynchus rostratus* Linné.

Dans les phases consécutives du développement, les deux excroissances *a* et *b* (amas et bâtonnet) s'allongent et leurs extrémités libres semblent aller à la rencontre l'une de l'autre ; simultanément leurs bases d'implantation tendent à s'élargir et à s'évaser progressivement, surtout pour la saillie *a* qui descend du pôle supérieur.

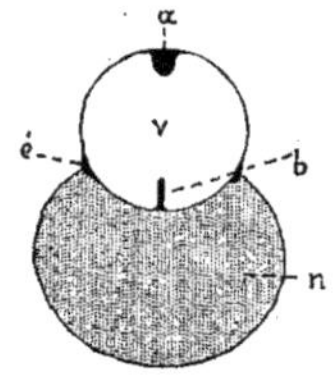

Fig. X. — Spermatoblaste de *Maïa* avant la constitution de la colonne centrale, en coupe optique suivant la ligne des pôles.

n, noyau ; *v*, vésicule céphalique ; *é*, collier réfringent ; *a*, amas de chromatine ; *b*, bâtonnet.

Elles finissent par se toucher vers le centre de la vésicule et se fusionnent pour constituer une *colonne centrale c l* étendue d'un pôle à l'autre suivant l'axe de la vésicule céphalique (Pl. III, fig. 3) et dont le segment antérieur, issu de l'amas de chromatine *a*, se colore vivement par le carmin et par l'éosine, tandis que le segment postérieur reste incolore. On voit nettement que l'extrémité supérieure de la colonne a la forme d'un goulot évasé *g s*, à bord épaissi et légèrement renversé en dehors ; c'est sur le pourtour de l'orifice ainsi constitué que vient s'insérer la mince paroi de la vésicule. Inférieurement, la colonne se termine également par un pied en forme de cône renversé *g i*, plus petit que celui du haut. Les deux cônes sont soudés par leurs sommets qui s'étirent de façon à former un mince pédicule unissant les deux extrémités élargies.

La fig. 3′ montre un spermatoblaste un peu plus avancé, notablement gonflé et déformé. La substance contenue dans la vésicule a subi une tuméfaction très-prononcée et déborde à l'extérieur sous forme d'une bulle transparente *h* légèrement colorée par le carmin. La colonne a été refoulée de bas en haut, et comme évaginée dans cette direction, ce qui permet de voir que le goulot supérieur *gs* est formé en réalité par deux bordures circulaires exactement emboîtées à l'état normal, tandis que le goulot inférieur *gi* représente une simple invagination de la paroi vesiculaire.

Le corps protoplasmique ou noyau *n* de la fig. 3 n'est pas repré-

senté d'une manière exacte ; en réalité, il offre, à ce stade, la forme
d'un hémisphère aplati et excavé supérieurement, entourant d'un
bourrelet arrondi et saillant le tiers inférieur de la vésicule céphalique. (Sur la coupe optique passant par l'axe du spermatoblaste,
il prend un aspect réniforme, et embrasse dans sa concavité la
base de la vésicule). Cette disposition des parties nous mène insensiblement à celle que présente le spermatozoïde adulte figuré ci-
dessous.

Fig. XI. — Spermatozoïde adulte de *Maïa squinado*, tel qu'il se présente vu
par le côté, l'objectif étant mis au point au niveau d'un plan contenant
la ligne axiale de la vésicule céphalique.

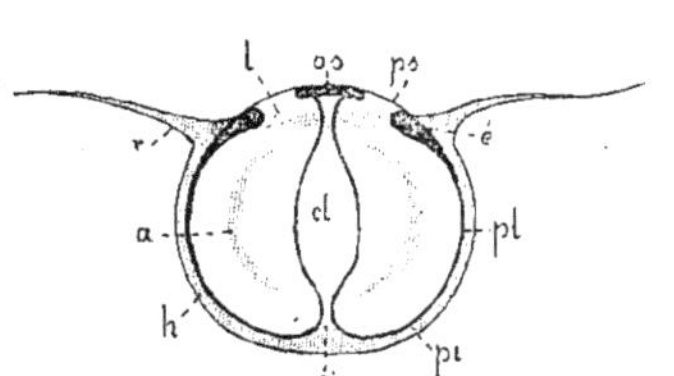

pl, paroi latérale de la vésicule céphalique ;
é, épaississement annulaire ; *ps*, paroi
supérieure ; *pi*, paroi inférieure ; *l*, ligne
suivant laquelle se projette l'épaississement *é* : *cl*, colonne centrale, avec son
goulot supérieur *os* et son orifice inférieur
oi ; *a*, zone légèrement teintée en rose et
se projetant sous forme d'un croissant ;
h, mince enveloppe protoplasmique se ren-
flant vers l'épaississement *é* pour donner
naissance aux prolongements *r*.

La vésicule céphalique a pris la forme d'une sorte de cloche glo-
buleuse, un peu aplatie vers le haut. Sa face supérieure, sur
laquelle débouche l'orifice supérieur *os* de la colonne centrale, est
limitée par un épaississement annulaire *é* de la paroi. La paroi *ps*
elle-même est plus mince au-dessus de l'anneau que sur tout le reste
de la vésicule ; elle s'étend entre le renflement *é* et le bord supérieur
du goulot *os* qu'elle relie l'un à l'autre. L'épaississement *é* se projette
sous le microscope suivant une bande transversale *l* qui paraît croiser
perpendiculairement la portion rétrécie faisant suite au goulot supérieur de la colonne *cl* ; brusquement arrondi vers le haut, il se perd
plus graduellement en descendant sur la paroi latérale *pl*. La
colonne centrale *cl* figure une sorte de vase antique dont la partie
moyenne renflée s'atténue insensiblement vers l'extrémité supérieure pour s'évaser enfin en un large goulot à bord épais en *os* ;

vers le bas, elle s'amincit brusquement en une sorte de pied étroit s'élargissant un peu en entonnoir vers l'orifice inférieur $o\,i$ et se continuant directement à ce niveau avec la paroi inférieure $p\,i$ de la vésicule. Cette colonne ainsi constituée semble répondre réellement à une sorte d'*invagination de la membrane nucléaire*, suivant l'appellation de GROBBEN (*Einstülpung der Kernwand*). Elle n'est colorée par le carmin en aucune de ses parties. Par contre, on aperçoit dans la vésicule, entre la paroi extérieure et la colonne, une zone mal délimitée, se projetant sur la coupe optique sous forme d'un croissant à concavité interne a, et légèrement teintée en rose.

La vésicule tout entière semble s'être enfoncée progressivement dans le corps protoplasmique jusqu'à l'épaississement $é$, sauf la face supérieure qui émerge seule. Ce corps lui-même est réduit à une mince enveloppe h doublant extérieurement la vésicule, et difficile à mettre en évidence quand elle n'est pas gonflée par l'eau, si ce n'est à sa terminaison un peu au-dessous de l'anneau $é$, où elle s'épaissit pour donner naissance aux prolongements radiés r du spermatozoïde.

La fig. 4 de la Pl. III qui représente parfaitement l'aspect d'ensemble et les diverses particularités de structure du spermatozoïde de *Maïa*, montre six prolongements ; le chiffre ordinaire n'est que de cinq. La forme générale peut se comparer à celle d'une petite méduse.

Le spermatozoïde de *Maïa*, grâce à sa taille un peu plus forte (7 à 8 μ suivant la ligne axiale), peut servir de type pour la morphologie des éléments spermatiques d'un grand nombre de brachyures. Nous avons retrouvé, en effet, le même cycle évolutif et des formes semblables, au moins dans leurs traits principaux, chez *Stenorhynchus phalangium*, chez une série d'espèces des genres *Portunus* et *Carcinus*, chez *Atelecyclus heterodon* LEACH, etc... Seulement la plupart de ces animaux ont des spermatozoïdes moins volumineux, et moins favorables pour l'étude que ceux de *Maïa*.

Parmi les décapodes macroures, le type sur lequel nous possédons le plus de données, est le *homard* (Pl. III, fig. 6 et 7, Pl. IV, fig. 1 à 7).

La fig. 6, Pl. III, représente la coupe de plusieurs acini testiculaires de ce crustacé, renfermant des éléments séminipares à trois stades d'évolution. Les cellules des culs-de-sac *r r* sont des ovules mâles remarquables par la forme de leur spirème nucléaire dont les filaments semblent tous converger vers un point de la périphérie du noyau où ils forment un lacis très serré.

En *s s* se voient des cellules plus petites dont les fibres nucléaires sont situées à la périphérie du noyau, immédiatement au-dessous de la membrane d'enveloppe. L'acinus *k* montre des ovules mâles en karyokinèse, avec la plaque nucléaire et le fuseau achromatique.

Contrairement à ce que l'on voit chez *Astacus*, presque toutes les cellules d'un même cul-de-sac sont exactement au même stade de développement. Cette dispoition paraît exister d'une manière générale chez les décapodes marins, et donne aux préparations une apparence de régularité qu'on ne trouve pas chez l'écrevisse d'eau douce.

Un coup d'œil jeté sur les fig. 1 et 2, Pl. iv, fait voir immédiatement la complète analogie avec celles des mêmes numéros de la Pl. iii. Comme chez le *Maïa*, nous voyons un spermatoblaste composé d'un corps protoplasmique ou noyau *n* et d'une vésicule céphalique *v* superposés en 8 de chiffre. La fig. 1 montre de même l'amas de chromatine *a* au pôle supérieur de la vésicule, et le collier biconcave *c*. On remarquera cependant que ce dernier est plus apparent et plus volumineux que chez le *Maïa*; la même observation s'applique au bâtonnet qu'on voit s'élever du pôle inférieur de la vésicule sur la fig. 2.

La fig. 3 montre la colonne centrale *c l*, avec son goulot supérieur *g s*, formée, comme dans le type précédemment décrit, par la coalescence de l'amas de chromatine et du bâtonnet.

En parcourant la série des figures suivantes, 3 à 6, on constate à première vue les faits les plus saillants qui différencient la spermatogenèse de *Homarus vulgaris* de celle des brachyures précités :

1° La vésicule, au lieu de conserver sa forme sphérique, s'allonge notablement dans le sens vertical ; 2° elle ne s'enfonce pas dans la masse protoplasmique du noyau sous-jacent, mais reste seulement en contact avec celui-ci par son pôle inférieur ; 3° le noyau ne change ni de forme ni de position, et subit simplement une certaine diminution de volume ; 4° les prolongements radiés sont invariablement au nombre de trois ; ils naissent, non pas du protoplasma nucléaire, mais du collier *c* interposé à la vésicule et au noyau.

Les deux productions polaires (amas de chromatine et bâtonnet) une fois réunies en colonne centrale, on s'aperçoit que le collier *c* a pris la forme d'une plaque triangulaire (Voy. la fig. 3′ qui représente un spermatoblaste du stade de la fig. 3, vu par son pôle supérieur) dont les angles s'étirent en trois prolongements rigides et effilés.

Ici vient se poser une question que nous n'avons pu résoudre d'une manière satisfaisante. La plaque basilaire dérivée du collier *c* est-elle continue, ou y a-t-il dans sa partie centrale une perforation, de façon à laisser en contact immédiat la base de la vésicule et la portion supérieure du noyau *n* ? Nous n'avons pu élucider ce point particulier sur aucun des spermatoblastes examinés, pas plus que sur la forme adulte. La destinée de l'étroit collier des jeunes spermatoblastes de brachyures est encore plus problématique.

Les fig. 4 et 5 nous font assister à l'allongement progressif de la vésicule et de la colonne centrale, ainsi que des prolongements ; en même temps le noyau *n* diminue sensiblement de volume et paraît s'aplatir contre la base de la vésicule. Contrairement à ce que l'on voit chez les brachyures, la colonne centrale, à l'exception d'un court segment basilaire, est constituée par de la substance chromatique. Les goulots semblent se creuser aussi plus tardivement, et nous n'avons pas pu suivre nettement le mode de formation du canal axial. Cette lacune sensible doit être attribuée à l'absence d'une forme intermédiaire entre 5 et 6, qui est à rechercher, et aussi peut-être à ce que les spermatoblastes des fig. 4 et 5 sont légèrement altérés.

Sous ces réserves nous passons à la description du spermatozoïde adulte du homard. (Fig. XII et Pl. IV, fig. 6).

La partie inférieure du spermatozoïde ne se distingue du stade précédent que par le rapetissement assez sensible du noyau *n*, et par la longueur plus grande des prolongements qui atteignent environ 35 μ. La partie supérieure, au contraire, présente des changements notables : la vésicule céphalique *v* a pris l'aspect d'une sorte de manchon à peu près cylindrique (la fig. 6 de la Pl. IV la montre trop renflée à sa partie moyenne), à paroi mince et transparente *p* allant s'insérer sur le pourtour des orifices supérieur $o\,s$ et inférieur $o\,i$ de la colonne centrale. Celle-ci est régulièrement cylindrique, à paroi épaisse et prenant vivement le carmin dans sa partie moyenne; supérieurement, elle se termine par un goulot évasé en entonnoir que bordent deux épaississements annulaires superposés g et g' dont la substance très homogène et réfringente n'a pas d'affinité pour les réactifs colorants. Inférieurement elle s'élargit en une sorte de piédestal, et à ce niveau sa paroi s'amincit beaucoup. Elle est creusée suivant son axe d'un canal qui se voit surtout bien sur les sperma-

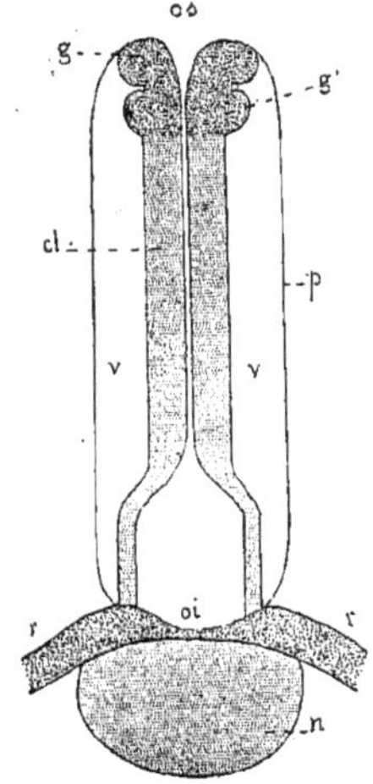

Fig. XII. — Coupe optique, suivant l'axe longitudinal, du spermatozoïde de *Homarus vulgaris*.

n, noyau ; $r,\,r$, origine des prolongements naissant de la plaque basilaire ; $v\,v$, cavité de la vésicule céphalique ; cl, colonne centrale se terminant en haut par un goulot à deux renflements annulaires superposés $g\,g'$, en bas par une portion élargie ; le canal central s'ouvre en haut par une embouchure évasée en entonnoir os, en bas par un orifice circulaire oi ; p, paroi latérale de la vésicule.

tozoïdes ayant subi une légère dessiccation, car la colonne est alors bien plus transparente ; très étroit dans toute la partie moyenne de la colonne, ce conduit central finit vers le haut par une embouchure évasée $o\,s$; au point où le segment cylindrique de la colonne se continue avec le piédestal, le calibre du canal augmente brusquement, si bien qu'il semble déboucher dans une cavité beaucoup plus spacieuse, de forme cylindro-conique, et terminée inférieurement par un orifice circulaire $o\,i$, à bord mince, nullement évasé ni renflé.

La hauteur totale de la colonne, qui est aussi celle de la vésicule céphalique, est de 18 µ.

La fig. 6, Pl. ɪᴠ, donne une idée très exacte de ces diverses particularités structurales.

Nous avons représenté (Pl. ɪᴠ, fig. 7) une deuxième forme de
spermatozoïde qu'on rencontre fréquemment avec la précédente,
jusque dans le segment inférieur du canal déférent.

Les trois prolongements, de même longueur que ceux de la Fig. 6,
semblent s'insérer au fond d'une colonne centrale creuse et incolore
cl se terminant en cœcum à ce niveau et s'ouvrant à l'extrémité
opposée par un goulot g à deux renflements annulaires superposés,
bien moins épais que ceux de la forme précédente. Cette sorte de
tube central est plongé, jusqu'au bord libre du goulot, dans un
épais manchon de substance protoplasmique finement grenue p se
colorant par le carmin avec une intensité moyenne. Un petit bâtonnet
b s'insère extérieurement sur l'extrémité du cœcum central et la
rattache, en quelque sorte, à la surface de l'enveloppe protoplasmique ; l'autre bout du bâtonnet paraît même perforer cette enveloppe et saillir librement au dehors.

Telles sont les particularités morphologiques que présentent les éléments
spermatiques les mieux fixés que nous ayons obtenus ; mais il nous paraît
certain qu'on découvrira sur les mêmes objets d'autres complications
structurales, en étudiant les modifications produites par l'hydratation, la
dessiccation, l'action de divers réactifs, et celle aussi de substances colorantes autres que le carmin.

A cet égard, aucun des animaux examinés ne nous a donné des déformations aussi curieuses et aussi multiples que le homard. Dans notre communication au Congrès de Copenhague nous en avons figuré quatre, se
rapportant aux deux formes de spermatozoïdes adultes (l. c., Pl. ɪɪ, fig. 1,
H et H′, O et O′) ; on pourra se faire une idée, d'après ces deux spéci-
mens, des aspects bizarres que fournissent les éléments spermatiques
altérés. Ces changements artificiels donnent des renseignements précieux
sur la constitution des spermatoblastes et des spermatozoïdes : c'est ainsi
que nous avons pu reconnaître précédemment la duplicité du goulot
supérieur de la colonne centrale chez le *Maïa* (Pl. ɪɪɪ, fig. 5).

Le Pagure va nous fournir un autre fait de même ordre. La fig. 5,
Pl. ɪɪɪ, montre un spermatozoïde adulte de *Eupagurus Bernhardus* L.
constitué par une vésicule céphalique v recouvrant un corps central cl
plus foncé, de forme conoïde. Ces deux parties sont supportées par un
collier triangulaire c émettant trois prolongements. On ne peut distinguer

aucun détail de structure. On ne voit point de noyau sur la pièce que nous avons dessinée ; pourtant, il doit en exister un chez les Pagurides, à en juger par les dessins de GROBBEN et de GILSON, qui tous deux ont figuré un *cône médian (mittelzapfen)*.

La fig. 5′ représente un spermatozoïde altéré par gonflement du contenu de la vésicule ; celle-ci est dilatée et détachée de sa base d'insertion ; elle ne recouvre plus que la moitié supérieure du corps central, sous forme d'une cloche translucide à bord épaissi (ou peut-être simplement retroussé ?), à sommet perforé laissant échapper une substance granuleuse et incolore. Le corps central présente à son extrémité supérieure une sorte de petite couronne annulaire qui semble correspondre à l'orifice du sommet de la cloche, il demeure fixé, par sa base, sur le collier supportant les trois prolongements.

Mais ce ne sont là que quelques exemples pris au hasard. Pour retirer de ce genre d'étude tout ce qu'il est susceptible de donner, il faudra suivre pas à pas, et en partant de l'état normal, les dégradations progressives se produisant sous l'influence des réactifs ; il sera même utile d'en fixer à la vapeur osmique les diverses étapes, au fur et à mesure de leur apparition. Cette investigation méthodique nous paraît indispensable ; il ne suffit pas de considérer quelques cas isolés, et, à cet égard, l'examen des nombreux spermatozoïdes plus ou moins altérés qu'a figurés GILSON, par exemple, ne sera pas d'un grand secours pour ceux qui chercheront à déterminer plus complètement que nous n'avons pu le faire, la structure des éléments spermatiques des Décapodes.

Il faut même une certaine habitude, et des observations minutieuses, pour distinguer, dans bien des cas, ces spermatozoïdes défigurés des véritables formes transitoires marquant les phases réelles du cycle évolutif. C'est ainsi que nous avons hésité longtemps à admettre, comme répondant à un état normal, la seconde forme de spermatozoïde du homard (Pl iv, fig. 7), pour laquelle nous n'avions observé qu'un seul stade de développement antérieur. On pourrait, en effet, la considérer comme dérivant de la première forme (fig. 6) ou d'un des spermatoblastes précédents (fig. 4 ou 5), invaginés sur eux-mêmes de bas en haut et retournés comme un doigt de gant ; dans cette hypothèse, la paroi interne de la colonne centrale répondrait à la surface de l'enveloppe protoplasmique de la forme 7. Mais il faudrait admettre en plus une série de modifications, telles que la disparition du noyau *n* dont on ne trouve aucune trace dans le tube central logeant les prolongements, etc..., etc.... En outre, nous avons trouvé si régulièrement ces éléments en grand nombre et parfaitement fixés, que nous avons dû renoncer à cette supposition. En l'absence de renseignements positifs, il nous paraît préférable de nous abstenir de toute interprétation hypothétique et de laisser la question ouverte.

On trouvera une analogie bien évidente entre la spermatogenèse du homard et celle de la *Galathea strigosa* L. qui lui fait suite sur la Pl. ıv (fig. 8 à 11). La *Fig. XIII* ci-dessous, qui se rapporte également à la même espèce, donne l'indication détaillée des particularités structurales ; elle représente un stade précédant de peu la forme adulte, intermédiaire, par conséquent, entre les fig. 10 et 11 de la planche.

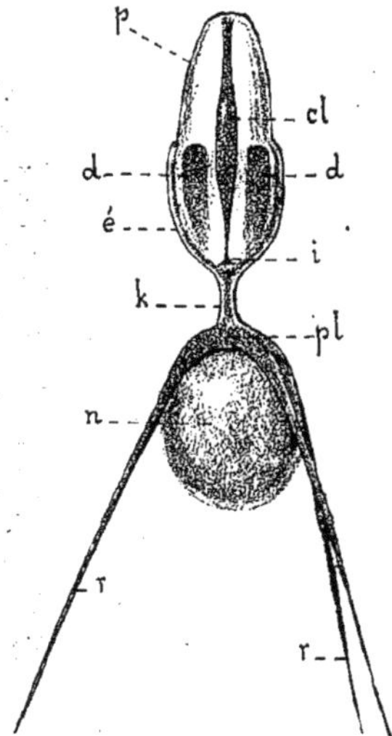

Fig. XIII. — Spermatoblaste très avancé de *Galathea strigosa* L.

n, noyau ; *pl*, plaque basilaire émettant les prolongements *r r* ; *k*, collet étroit rattachant la partie inférieure du spermatoblaste à la base de la vésicule céphalique ; *p*, paroi du segment supérieur de la vésicule ; *é*, paroi épaissie, avec saillies longitudinales *d d*, du segment inférieur ; *cl*, colonne centrale ; *i*, pied, ou orifice inférieur de la colonne (l'orifiçe supérieur, n'étant pas nettement visible, n'a pas été figuré).

Les spermatoblastes les plus jeunes que nous ayons trouvés (fig. 8 et 9) se composent d'une vésicule céphalique *v* ayant la forme d'une sorte d'urne supportée par un collet plus étroit *r* dont le pied *c* (répondant au collier du homard), élargi en une calotte à bords incisés-lobés, coiffe le sommet du noyau *n* sur lequel il vient se fixer. L'urne vésiculaire, large et aplatie, comprend deux segments superposés : un segment inférieur *e* à paroi épaissie, cupuliforme et pourvu sur sa face externe de bosselures longitudinales

analogues à celles qui ont été décrites chez *Astacus* ; un segment
supérieur *t*, dont la paroi mince et transparente s'invagine au
niveau du pôle supérieur en un orifice évasé *o s* auquel fait suite
une colonne centrale creuse allant s'insérer au pôle inférieur par
un pied conique.

Sur la fig. 9, on voit que les diverses parties du spermatoblaste
commencent à s'allonger : le noyau devient ovoïde, les lobes du
collier sont plus accusés et le pédicule de la vésicule céphalique
tend à se rétrécir. La colonne centrale, dont la forme générale rappelle celle du maïa, s'ouvre supérieurement dans une dépression
hémisphérique de la paroi vésiculaire.

L'allongement de ces différentes parties dans le sens vertical est
plus prononcé sur la fig. 10. La vésicule avec ses deux segments
supérieur et inférieur et sa colonne centrale est plus longue et plus
étroite ; le collet étranglé qui la rattache au collier s'est également
étiré en longueur. Le collier a pris la forme de plaque triangulaire
et émet par ses angles, comme chez le homard, trois prolongements
effilés qui divergent autour du noyau ovoïde.

La *Fig. XIII* montre un spermatozoïde presque adulte, dont les
différentes parties ont encore augmenté de longueur. Le collet
représente un mince pédicule *k* supportant la vésicule céphalique
qui a pris la forme d'un gland de chêne : le segment inférieur à
paroi épaisse *é* avec ses bosselures *dd* figure la cupule ; le segment
supérieur est très saillant et la colonne centrale à partie moyenne
renflée s'étend toujours dans l'axe de la vésicule, mais son embouchure au pôle supérieur n'est plus aussi nettement visible.

Sur le spermatozoïde adulte (Pl. IV, fig. 11), l'allongement est
arrivé à son terme : le noyau mesure 8 μ suivant son diamètre
vertical, les prolongements 33 μ, le collet (pied compris) 4 μ et la
vésicule céphalique 11 μ. Tous les détails de structure si caractéristiques que présentait celle-ci ont à peu près disparu : c'est à peine
si un rebord circulaire peu prononcé indique encore la limite supérieure de la cupule ; toute la tête du spermatozoïde semble confon-
due en un corps balaniforme incolore et très réfringent dans lequel
la colonne centrale n'est plus représentée que par une ligne axiale
plus foncée et peu distincte.

L'évolution est en tous points semblable chez *Galathea squam-
mifera* Leach, mais il est préférable d'examiner les testicules de

G. strigosa, les éléments étant beaucoup plus volumineux. GROBBEN remarque également que, dans un même genre, la grosseur des spermatozoïdes est souvent en rapport avec la taille des espèces.

On voit que, contrairement à ce qui a lieu chez les brachyures, la forme de la vésicule céphalique varie beaucoup d'un groupe à l'autre, si bien qu'à la seule inspection d'un spermatozoïde adulte de macroure on peut dire, sinon à quelle espèce, du moins à quel genre il appartient. Les exemples précités du homard, du pagure et de la galathée sont des plus caractéristiques à cet égard : nous citerons encore celui des *Porcellana* où la tête affecte la forme d'une sorte de haltère.

Nous avions cru devoir considérer également comme dérivant de la vésicule céphalique, l'épine acérée et réfringente fixée par un pied élargi, sur un corps globuleux protoplasmique, chez *Crangon vulgaris* FAB. (*Fig. XIV*), ainsi que chez les Palémonides. Mais, d'après les données de GROBBEN et de GILSON sur les stades plus jeunes, cette épine se formerait au pôle inférieur du noyau, du côté opposé à la vésicule, ce qui constituerait une évolution absolument différente de celle des crustacés précités.

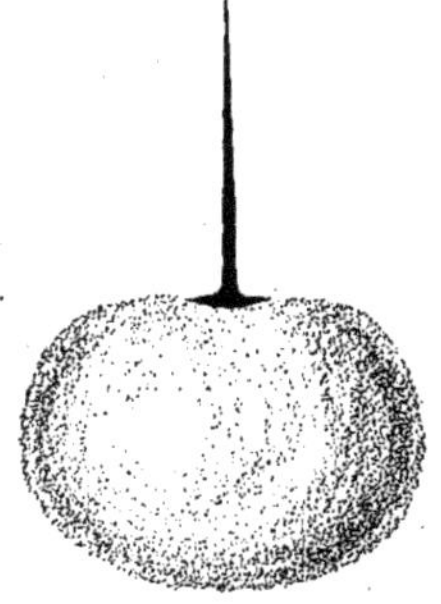

Fig. XIV. — Spermatozoïde adulte du *Crangon vulgaris*.

Nous nous demandons, cependant, si l'on peut admettre la comparaison de ce type avec celui de *Locusta* (GILSON) : l'épine rigide du *Crangon* nous paraît, en effet, différer beaucoup du filament caudal des spermatozoïdes des Locustiens.

Anomalies dans la spermatogenèse des Décapodes

marins. — Nous avons figuré, dans notre communication au Congrès de Copenhague, plusieurs spermatoblastes monstrueux observés chez *Stenorhynchus phalangium*. Sur les uns, la vésicule céphalique est en quelque sorte avortée, et l'on ne voit, à la face supérieure du corps protoplasmique (noyau), qu'une bandelette réfringente incurvée en arc de cercle, affectant la forme de coin, de virgule ou de ruban, parfois bifurquée en Y. D'autres, au contraire, présentent des formations en excès : la vésicule est munie d'un appendice membraneux, de même aspect et de même réfringence que la paroi vésiculaire dont il représente un prolongement ; ou bien on voit, à côté de la vésicule et plus ou moins écarté d'elle, un grain ou un bâtonnet brillant (loc. cit. Pl. II, H et H', I et I'). Il est nécessaire d'apporter la plus grande réserve dans la constatation des cas de ce genre, afin de ne pas être induit en erreur par les déformations artificielles des cellules. Nous avons retrouvé ces aspects chez une série d'exemplaires de *Stenorhynchus*, alors qu'ils faisaient absolument défaut sur d'autres individus, et la présence d'anomalies *per excessum* est venue lever les doutes que nous inspiraient, de prime abord, les anomalies *per defectum*.

La cause de ces monstruosités doit probablement être cherchée dans le parasitisme. Malheureusement notre attention n'était pas éveillée au sujet de ce facteur important, à l'époque où nous poursuivions nos recherches.

Traces d'hermaphrodisme chez Homarus vulgaris. — La fig. 7 de la Pl. III montre une coupe pratiquée sur l'extrémité antérieure d'un testicule de homard, qui renferme, à côté des cellules séminales et des spermatoblastes parfaitement développés *c c*, des cellules volumineuses, arrondies ou ovoïdes *o o*, à protoplasma granuleux, pourvues d'un grand noyau vésiculeux, clair, et d'un gros nucléole sphérique se colorant vivement par le carmin. A première vue, on aurait pu prendre ces éléments pour des cellules ganglionnaires telles qu'il en existe dans d'autres organes chez les crustacés. Mais l'absence de cellules semblables dans tout le reste du testicule, leur localisation exclusive à la partie antérieure de cet organe, leur situation intra-acineuse, et enfin leurs dimensions insolites (la plus volumineuse mesurait près de 0,15 millimètre de diamètre), ne peuvent guère laisser de doute sur la nature de ces éléments. Ce sont des ovules femelles, et notre homard offrait ainsi des rudiments d'hermaphrodisme dans l'organisation de son appareil génital. Nous n'avons rencontré cette disposition qu'une seule fois et ne pouvons nous prononcer sur son degré de fréquence, vu le petit nombre des animaux examinés. Les ovules pouvaient être au nombre de huit à dix.

On sait, d'ailleurs, qu'il existe une ancienne observation de homard androgyne due à NICHOLLS (1730).

Remarques générales. — Après les recherches de CARNOY et de GILSON, dont les résultats concordent sensiblement avec les nôtres, on peut dire que les phénomènes de la segmentation progressive des ovules mâles chez les Décapodes sont aujourd'hui connus dans leurs traits généraux. Il faut remarquer cependant que nous ne possédons aucune donnée en ce qui concerne le groupement des cellules séminales et des spermatoblastes en agrégats distincts dont chacun dériverait d'une ovule mâle (groupement des *spermatocytes* et des *spermatides* en *spermatocysles* pourvus d'une membrane constituée par des *cellules folliculaires*, ou en *spermatogemmes* nues, d'après la terminologie de DE LA VALETTE, *l. c.*). Nous ne saurions même dire au juste quel est le nombre de spermatoblastes que fournit chaque ovule mâle chez l'une et l'autre des espèces que nous avons étudiées (1).

Parmi nos crustacés, la langouste (*Palinurus vulgaris*) est le seul qui nous ait montré des amas de cellules séminales entourés d'une mince enveloppe de cellules plates ; n'ayant examiné ce fait que sur les coupes, nous nous demandons s'il ne s'agit pas là de simples expansions de la paroi propre des acini, parfois lamelliformes, plus souvent disposées en filaments ramifiés, et constituant un système de trabécules intra-acineuses qui s'étendent entre les cellules testi-

---

(1) Voy. sur ce point la description détaillée de GILSON concernant la division secondaire du *massif symplastique des cellules spermatiques* chez les Edriophthalmes (La Cellule, T. II, p. 97 ; Pl. IX et X). Les dispositions figurées par cet auteur prêtent à des rapprochements intéressants avec celles qu'on trouve dans divers autres groupes.

culaires et semblent, en certains points, les diviser eu groupes plus ou moins distincts.

Nous n'entrerons pas dans la critique des opinions divergentes qui ont été émises sur l'origine et la nature des *corps accessoires*, (corps *protoplasmiques*, *Sekretkörper*, *Nebenkerne*, *Nebenkör-per*, etc.), sur les rapprochements qu'on a tenté d'établir entre ces formations et les globules polaires, etc. Nous avons rencontré ces corps dans les spermatoblastes des Sélaciens, dans les ovules mâles de l'écrevisse et dans les spermatoblastes jeunes de *Maïa squinado*.

Pour ce qui a trait à la transformation des spermatoblastes en spermatozoïdes, il reste à combler une série de lacunes dont la plus sensible se rapporte à *l'origine première de la vésicule céphalique.*

Nous avons figuré dans notre communication au Congrès de Copenhague (Pl. ii, fig. 2. A, B), les premières phases de la formation de cette vésicule chez *Stenorhynchus phalangium* : un petit corpuscule discoïde se montre fixé à la surface du noyau (nous l'avions assimilé au *nodule céphalique*, — *Spitzenknopf* de Merkel — qui marque le début de la formation du segment céphalique chez beaucoup de spermatozoïdes à type filiforme). Ce nodule est creusé d'une petite cavité centrale claire ; au stade suivant, il paraît comme enchâssé dans la paroi de la vésicule céphalique qui se forme au-dessous de lui et le soulève de façon à l'écarter peu à peu du noyau ; il marque ainsi le pôle supérieur de la vésicule où ira bientôt s'amasser la substance chromatique. Si nous n'avons pas cru devoir reproduire ces premiers stades sur les planches annexées au présent travail, c'est d'abord parce que nous ne pouvons indiquer aucune forme intermédiaire entre celle qui présente le nodule encore intimement accolé à la surface du noyau, et la suivante où la vésicule est déjà nettement constituée. N'ayant pas suivi le soulèvement progressif du nodule, nous ne saurions l'affirmer sans restriction. D'autre part, nous n'avons trouvé ces premiers stades qu'un petit nombre de fois, et chez le *Stenorhynchus* seul. Enfin, il y a évidemment une variante chez *Astacus,* où la vésicule évolue à distance du noyau, sans être à aucun moment en contact immédiat avec lui.

Ces réserves étant nettement posées, nous nous permettrons cependant de faire ressortir le caractère de probabilité qu'offre ce mode d'origine de la vésicule, lorsqu'on se rapporte : 1° aux dessins de von Brunn sur la spermatogenèse de *Locusta viridissima* (*l. c.*). (Ces figures, dessinées également d'après des pièces fixées à la vapeur osmique, montrent une analogie indéniable avec le développement de la vésicule des crustacés) ; 2° aux données de GROBBEN sur la spermatogenèse de *Squilla mantis* et de *Palæmon recti-rostris* (*loc. cit.*, p. 33 et 34), etc....

Nous ne dirons donc pas , avec quelques auteurs, que la vésicule apparaît dans le protoplasma cellulaire par *genèse*, ou, suivant une expression plus couramment employée , par *différenciation*. GROBBEN insiste, avec juste raison, sur le parallélisme qui existe entre l'accroissement général de la vésicule avec augmentation constante de sa substance chromatique, et entre les modifications régressives et la décoloration concomitante du noyau (chez *Astacus*) ; la vésicule se développe, comme il le dit : *aux dépens du noyau* (1). Eu égard aux faits visés plus haut, la *nature nucléaire* de cette formation ne nous paraît pas douteuse et vraisemblablement son *origine nucléaire* sera démontrée par les recherches à venir.

La langouste constituerait peut-être un objet favorable pour les investigations à entreprendre dans ce but. Elle nous a présenté de grandes cellules rondes (18 μ de diam.) avec un gros noyau sphérique grossièrement grenu (11 μ) et un petit corps situé dans le protoplasma cellulaire, ne mesurant pas plus de 3 à 4 μ de diamètre , comprenant deux parties dissemblables : un hémisphère se colorant vivement par le carmin, l'autre incolore et transparent , se gonflant notablement dans l'eau. Si , comme il y a tout lieu de le croire , c'est là le rudiment de la vésicule céphalique , c'en est la forme la plus jeune (ou au moins la plus réduite comme dimensions) que nous ayons observée. Mais nous n'avons trouvé chez cet animal aucun autre stade de développement, ni antérieur, ni postérieur, jusqu'à l'état adulte.

Un deuxième point douteux, c'est la *destinée du corps cellulaire* des spermatoblastes chez les décapodes marins. Faute d'une technique suffisante, cette destinée, si facile à suivre sur l'écrevisse d'eau douce, nous a complètement échappé chez ceux-là. De là une série d'incertitudes en ce qui concerne la provenance du *collier* ou *plaque basilaire*, ainsi que la signification du *corps protoplasmique n*. Ce dernier répond-il simplement au *noyau*, ou est-il *la*

---

(1) *Soit par extravasation directe de la substance nucléaire* (*Squilla* , *Palæmon*), *soit par formation d'une vacuole qui se développe ensuite aux dépens du noyau* (*l. c.*, p. 44).

partie de la cellule contenant le noyau (*Paguristes maculatus*, GROBBEN, *l. c.* p. 35)? D'après les probabilités résultant de nos propres observations et de celles des auteurs précédents, nous admettons provisoirement que ce *corps* (*Mittelzapfen*) est essentiellement constitué par le noyau, mais qu'il possède sans doute une mince enveloppe de protoplasma (comme la *zone nucléaire transparente* d'*Astacus*) qui ne serait pas visible sur nos pièces colorées seulement au carmin (1).

Telles sont les réserves que nous croyons devoir apporter à la désignation de *noyau* appliquée précédemment pour plus de simplicité, à ce *corps protoplasmique n.*

C'est un fait assez général dans l'histoire de la spermatogenèse, que la *simplification* et le *rapetissement* progressif des éléments spermatiques au cours de leur évolution dans les organes du mâle, mais il est particulièrement frappant dans le groupé des décapodes. Nous pensons qu'à cet égard il ne faut pas trop s'en rapporter à l'aspect extérieur des spermatozoïdes. Les altérations artificielles que nous pouvons produire sur certains d'entre eux (*Eupagurus Bernhardus*, par exemple) montrent nettement que l'homogénéité du segment céphalique et le fusionnement de ses différentes parties dans la forme adulte, sont plus apparents que réels. Il en est de même sans doute, de la disparition de la chromatine, qui doit persister dans la tête du spermatozoïde de *Maïa*, par exemple, tout comme chez le homard, bien que le carmin ne la décèle point; seulement cette substance y a pris un état particulier, elle est *dissimulée* (au sens chimique du mot).

Les diverses formes des spermatozoïdes qu'on rencontre chez les décapodes sont unies entre elles par des liens de *parenté morphologique* bien manifestes. Les faits actuellement connus, et notamment la concordance des stades jeunes que montrent nos dessins, permettent d'étudier les rapports qui existent entre les différents groupes, en s'appuyant sur l'histoire du développement. On voit ainsi nettement comment ces formes semblent dériver les unes des

(1) Voir les figures de GROBBEN qui indiquent la persistance d'une couche de protoplasma autour du spermatozoïde adulte tout entier.

4

autres, l'état parfait de certaines espèces répondant sensiblement à tel stade transitoire d'une autre espèce plus ou moins éloignée. On pourrait dès à présent (Voy. Ac. sc. 1883, l. c.) tracer les premières lignes d'une sorte de tableau généalogique montrant la filiation des caractères morphologiques les plus saillants des éléments reproducteurs de ces crustacés.

Nous avions déjà formulé ces considérations au sujet des spermatozoïdes des vertébrés (*Spermatogenèse des Sélaciens*, Journal de l'Anatomie, 1882), et il est permis de prévoir le moment où l'on pourra grouper ainsi dans un tableau comparatif la totalité des éléments spermatiques des différentes classes du règne animal.

Le type des *brachyures*, représenté le plus complétement par *Maïa squinado*, se modifie beaucoup moins, entre espèces voisines, que celui des macroures. C'est surtout à ces derniers que s'appliquerait la phrase de R. WAGNER, justement rappelée par GROBBEN : « les spermatozoïdes présentent toujours un caractère déterminé dans chaque classe, et il est possible que ces caractères s'étendent jusqu'aux espèces elles-mêmes. » Entre les brachyures et les macroures, le mode de formation et le nombre des prolongements, toujours au nombre de trois chez ceux-ci, et issus d'un collier prenant ultérieurement l'aspect d'une plaque basilaire trifide (1), paraissent, à première vue, établir une distinction assez tranchée. GROBBEN, qui insiste à plusieurs reprises sur les rapprochements qu'on peut faire entre les diverses formes de tous ces éléments spermatiques (*l. c.* p. 37, p. 41, etc .....), pense que la transition entre les deux types se fait par atrophie progressive du *cône médian* (Mittelzapfen : notre noyau *n*); il estime que *Dromia vulgaris*, avec ses trois prolongements, représente une forme intermédiaire, et reconnaît aux Pagurides un *stade Dromia* (Dromiastadium). Cette conception, pourtant, nous paraît difficile à concilier avec la description donnée plus haut, et, pour nous, la ressemblance n'est bien nette que dans les phases plus jeunes.

C'est ici le lieu de rappeler la deuxième forme de spermatozoïde adulte que nous signalons chez le homard. A en juger d'après l'unique phase

---

(1) Les termes de *macroures* et de *brachyures* ne répondent qu'imparfaitement à ces deux types, l'Écrevisse d'eau douce, par exemple, ayant des spermatozoïdes du type des brachyures marins que nous avons étudiés.

transitoire que nous avons pu observer, on devrait admettre, en effet, pour cet élément, une atrophie du *corps protoplasmique* appendu à la base de la vésicule chez les spermatozoïdes de la première forme (mittelzapfen), ainsi qu'une disparition à peu près complète du collier basilaire.

Il est moins aisé d'établir un parallèle entre les éléments spermatiques à forme rayonnée des Décapodes et les spermatozoïdes filiformes à symétrie souvent bilatérale qui représentent le type le plus répandu dans toutes les classes du règne animal.

Pour GROBBEN l'analogie serait complète : la tête formée par le noyau, ou par un corps spécial issu de lui, correspondrait au segment céphalique ; le corps représenterait le segment moyen ; la somme des rayons, émis par la *zone obscure* (notre *plaque basilaire*) analogue au *corps obscur* étudié par BÜTSCHLI (Zeitschr. für wissensch. Zool. 1871) équivaudrait au flagellum (segment caudal).

Parmi les types que nous connaissons, c'est celui de *Locusta*, déjà cité, qui est le plus propre à nous fournir une forme de passage entre les spermatozoïdes à symétrie radiée et les filiformes. Outre la grande ressemblance des stades les plus jeunes, on y voit nettement l'analogie existant entre la *vésicule céphalique* de *Locusta* et des décapodes et la *coiffe céphalique* des plagiostomes, des mammifères, etc... De part et d'autre, en effet, le noyau fournit une enveloppe hyaline et réfringente ; seulement cette membrane tantôt entoure directement le noyau, tantôt constitue en avant de lui une vésicule plus ou moins indépendante qui paraît absorber peu à peu une partie de la substance nucléaire, notamment la matière chromatophile. Quant aux rapprochements concernant le segment moyen et la queue, il nous paraît difficile de les étayer actuellement sur des observations bien démonstratives.

Les spermatozoïdes des décapodes appartiennent certainement aux éléments anatomiques les plus compliqués qu'on ait décrits jusqu'à ce jour. Ils supportent, à cet égard, la comparaison avec les organismes unicellulaires les plus différenciés. HENLE déjà avait comparé les spermatozoïdes de l'écrevisse à certains infusoires, et l'on pourrait, en effet, établir une série de points de rapprochement avec différents acinétiens et ciliés. Nous pensons pourtant qu'il est impossible de voir là, pour le moment du moins, autre chose que de simples apparences extérieures.

Si nous nous demandons quelle peut être la signification de ces complications structurales, il paraît bien difficile de faire à cette question une réponse satisfaisante. Faut-il chercher une explication dans la transmission des caractères morphologiques de quelque type ancestral, ou peut-on mettre en cause une adaptation à des conditions d'existence particulières que rencontreraient les éléments spermatiques dans l'appareil génital femelle ? La présence des spermatophores semblerait indiquer, en effet, la nécessité de moyens de protection particuliers pour les spermatozoïdes de certains groupes de crustacés.

Mais ce ne sont là que des hypothèses, et, en réalité, nous sommes tout aussi embarrassés pour donner une interprétation de ces phénomènes morphologiques, que pour expliquer, par exemple, les modifications non moins complexes des noyaux cellulaires dans la division karyokinétique.

Peut-être, pourtant, trouvera-t-on quelques éclaircissements dans l'étude de la *fécondation*, étude du plus haut intérêt, et dont les recherches faites sur la *spermatogenèse* ne sont que des préliminaires ? (1)

De toute façon le groupe des décapodes semble devoir fournir une ample récolte de faits concernant ces importantes questions d'Anatomie et de Physiologie générales.

Wimereux, le 25 Décembre 1889.

---

(1) Cette étude promet également d'intéressantes comparaisons avec celle de E. Van Beneden sur *Ascaris megalocephala (l. c.)*. Nous nous sommes abstenu d'aborder d'une façon prématurée la discussion des analogies que présente la spermatogenèse.

EXPLICATION DES PLANCHES.

PLANCHE I.

Principaux stades observés dans l'évolution des spermatozoïdes de l'écrevisse :

Fig. 1. — Coupe d'une portion du testicule d'*Astacus fluviatilis* pris au commencement d'août. $\frac{200}{1}$.

> *p*, Paroi conjonctive des acini ; *e t*, cellules granuleuses de l'épithélium testiculaire (plasmodium) ; *o m*, ovules mâles (spermatogonies) ; *s p*, amas de spermatozoïdes contenus dans la cavité des acini ; *t c*, tissu conjonctif inter-acineux.

Fig. 2. — Ovule mâle dont le spirème nucléaire est en voie de formation. $\frac{600}{1}$.

Fig. 3. — Ovule mâle montrant le corpuscule paranucléaire.

> Nota.— Les fibres du réseau nucléaire paraissent, sur ces deux figures, beaucoup plus nettement anastomosées qu'elles ne le sont sur les préparations ; au moment où existe le corpuscule paranucléaire, le noyau ne présente plus que les filaments primaires dentelés et enroulés pour former le spirème, comme le représente la fig. 1 dans le texte.

Les Fig. 4 à 7 montrent le schéma des phases successives de la première division karyokinétique de l'ovule mâle.

Fig. 8. — Spermatoblaste tel qu'il résulte de la dernière segmentation des cellules séminales. $\frac{1000}{1}$.

Le corps cellulaire p, notablement rétracté et aplati supérieurement, est situé au-dessous d'un noyau discoïde n, à contours bosselés. La membrane cellulaire entoure ces deux formations dont elle paraît écartée par suite de la rétraction du protoplasma p.

Fig. 9. — Le noyau, de même forme que dans la fig. 8, est situé au milieu du protoplasma cellulaire. $\frac{1000}{1}$.

Fig. 10. — Le protoplasma présente, de part et d'autre du noyau, deux corps réfringents, dont l'un, beaucoup plus volumineux, a un aspect vésiculeux. $\frac{1000}{1}$.

Fig. 11. — Spermatoblaste avec noyau discoïde à centre excavé n, et vésicule céphalique v, avec son segment inférieur épaissi d. $\frac{1200}{1}$.

Nota. — La vésicule céphalique est à peu près sphérique ; le dessin la montre trop allongée dans le sens vertical.

Fig. 12. — Le même spermatoblaste, ayant subi un léger mouvement de rotation, et montrant ainsi la forme exacte du noyau. $\frac{1200}{1}$.

Fig. 13. — Spermatoblaste arrivé au stade où il présente le plus grand volume. $\frac{1200}{1}$.

L'épaississement a atteint l'équateur de la vésicule qui présente à son pôle supérieur, au point où elle affleure la surface libre du spermatoblaste, un orifice encore peu distinct. Le noyau a un diamètre transversal presque égal à celui du corps cellulaire ; il est plus homogène et plus transparent que dans les stades antérieurs.

Fig. 14. — Spermatoblaste moins volumineux. $\frac{1100}{1}$.

Toute la paroi de la vésicule est épaissie et l'orifice supérieur est devenu très visible; on voit, en outre, un rebord annulaire saillant situé un peu au-dessus de l'équateur. Le noyau n'est plus indiqué que par une zone transparente, en forme de lentille biconcave, partageant le protoplasma cellulaire en deux hémisphères, l'un supérieur, l'autre inférieur. L'orifice inférieur de la vésicule, qui existe à ce stade, ne se voit pas sur la figure.

Fig. 15 et 16. — Ces figures montrent le rapetissement progressif du spermatoblaste, l'invagination de la paroi vésiculaire qui forme le goulot inférieur et le développement des cannelures rayonnées sur la vésicule. Au stade 16, les prolongements radiés ont paru sur la zone transparente sous forme d'épines courtes et acérées. $\frac{1000}{1}$.

Fig. 17 et 18. — Transformations ultimes du spermatozoïde : développement des prolongements radiés, aplatissement de la vésicule et de l'élément tout entier; apparition du corps accessoire $c\,a$, fig. 18. $\frac{800}{1}$.

PLANCHE II.

Spermatozoïdes adultes, Spermatozoïdes doubles et Spermatophore de l'Écrevisse.

Fig. 1 a. — Spermatozoïde adulte, vu obliquement par sa face supérieure. On voit l'orifice central, les saillies et les cannelures rayonnées de la calotte (face supérieure), ainsi que celles de la face latérale ; le bord du goulot évasé faisant suite à l'orifice inférieur de la vésicule s'aperçoit par transparence. $\frac{2000}{1}$.

— 54 —

Fig.   1 *b*.— Spermatozoïde adulte vu par son pôle supérieur. $\frac{2000}{1}$.

Fig.   2. — Conduit excréteur du testicule en coupe transversale
avec le spermatophore inclus ; *e*, enveloppe conjonctive supportant un épithélium cylindrique simple à
cellules très allongées ; cet épithélium présente une
zone externe *n* renfermant des noyaux ovoïdes très
allongés et une zone interne *i* formée par les prolongements hyalins des cellules ; *p*, paroi du spermatophore ; *s*, masse spermatique incluse. $\frac{100}{1}$.

Fig. 3. — Spermatoblaste dicéphale pris au moment où le noyau
se transforme en zone transparente. La vésicule
inférieure est notablement plus petite et moins
avancée en évolution que la supérieure.

Fig. 4. — Spermatoblaste dicéphale, vu en section longitudinale, à
un stade ultérieur, les orifices et les cannelures de
la vésicule étant formés. Les deux vésicules céphaliques sont également développées.

Fig. 5. — Spermatozoïde dicéphale complètement développé, montrant les deux vésicules céphaliques et la couronne
de prolongements radiés.

PLANCHE III.

Spermatogenèse des Décapodes marins.

Fig.   1. — Spermatoblaste jeune de *Maïa squinado*.

v, Vésicule céphalique et *n* noyau superposés ;
c, collier réfringent en forme de lentille biconcave à centre perforé, situé au point de juxtaposition
de ces deux parties ; *a*, amas de chromatine au
pôle antérieur de la vésicule.

Fig. 2. — L'amas de chromatine s'est allongé et un bâtonnet vertical *b* s'élève du pôle inférieur de la vésicule.

Fig. 3. — La partie supérieure de l'amas de chromatine s'est évasée en formant un goulot à bord épais et saillant *g s* ; le bâtonnet s'est également élargi au niveau de sa base d'implantation en un goulot *g i* moins prononcé que celui du haut. Le cône chromophile parti du pôle supérieur et le bâtonnet parti du pôle inférieur se sont rencontrés et fusionnés vers le centre de la vésicule et constituent maintenant la *colonne centrale cl*. Le noyau, mal figuré, aurait la forme d'une cupule à bord épais entourant l'hémisphère inférieur de la vésicule.

Fig. 3′. — Spermatoblaste d'un stade plus avancé, gonflé et déformé par l'action de l'eau. Le contenu de la vésicule déborde à l'extérieur comme une sorte de bulle transparente *h*, légèrement teintée en rose par le carmin.

Fig. 4. — Spermatozoïde adulte de *Maïa Squinado* vu obliquement par sa face supérieure. On voit la masse protoplasmique nucléaire enveloppant la vésicule céphalique jusqu'au renflement qui borde la face supérieure de celle-ci et émettant de là six prolongements rayonnés. La constitution de la vésicule, la forme de la colonne centrale, etc., sont rendues très fidèlement par le dessin. $\frac{3000}{1}$.

Fig. 5. — Spermatozoïde adulte de Pagure. (*Eupagurus bernhardus* L).

    v, vésicule céphalique recouvrant une partie centrale *c l* conoïde, peu distincte et opaque ; *c*, collier basilaire émettant les trois prolongements.

Fig. 5′. — Spermatozoïde adulte de Pagure altéré par l'eau : la vésicule est dilatée en cloche et détachée de sa base d'insertion, et permet ainsi de mieux voir le cône central demeuré fixé sur la plaque basilaire.

Fig. 6. — Coupe d'une portion du testicule de *Homarus vulgaris* montrant les éléments spermatogènes à trois stades d'évolution.

r, r, Ovules mâles présentant un réseau nucléaire dont les fibres semblent converger vers un point limité de la partie superficielle du noyau où elles forment un lacis très serré.

k, Ovules mâles en karyokinèse, avec la plaque nucléaire et le fuseau achromatique ; on voit à la périphérie les éléments granuleux *g* du plasmodium.

s, s, Éléments dont le spirème est constitué par des fibres situées dans la zone superficielle du noyau, tout près de la membrane nucléaire.

m, Paroi des culs-de-sac testiculaires.

t, Tunique conjonctive enveloppant le testicule et contenant des vaisseaux *v.*

Fig. 7. — Coupe d'un testicule de homard présentant à son extrémité antérieure des vestiges d'hermaphrodisme. $\frac{100}{1}$.

c, c, Culs-de-sac testiculaires remplis d'éléments spermatogènes.

o, o, Grandes cellules ayant l'aspect d'ovules femelles.

d, Canalicule excréteur contenant des spermatozoïdes.

PLANCHE IV.

Spermatogenèse des Décapodes marins.

Fig. 1 à 7. *Homarus vulgaris ;* Fig. 8 à 11. *Galathea strigosa.*

Fig. 1. — Spermatoblaste de Homard pris au même stade que celui du *Maïa* (fig. 1, Pl. III) représenté sur la planche précédente.

v, Vésicule céphalique, avec l'amas de chromatine *a* au pôle supérieur ; *n*, noyau ; *c*, collier interposé entre la vésicule et le noyau.

Fig. 2. — Spermatoblaste un peu plus avancé : l'amas de chromatine *a* a pris la forme d'un cône tronqué arrondi au sommet et élargi à la base qui s'appuie sur la paroi de la vésicule ; du pôle inférieur de celle-ci on voit s'élever verticalement le bâtonnet *b*.

Fig. 3. — L'amas de chromatine et le bâtonnet se sont rejoints vers le centre de la vésicule et fusionnés par leurs extrémités pour constituer la colonne centrale *c l*, dont le goulot supérieur *g s* est visible. Le collier a pris la forme d'une plaque triangulaire dont les angles s'étirent en trois prolongements effilés (les prolongements ont été figurés un peu trop longs pour ce stade).

Fig. 3'. — Le même spermatoblaste vu par son pôle supérieur, pour mettre en évidence la forme triangulaire du collier *c* qu'on aperçoit par transparence à travers la vésicule céphalique *v*. On voit également le contour du goulot supérieur *g s*, celui de la colonne centrale *c l* qui fait suite à ce dernier, ainsi que le noyau *n*.

Fig. 4. — Spermatoblaste plus âgé : la colonne paraît constituée sur les trois quarts de sa hauteur par de la substance chromatique ; il ne reste plus qu'un petit segment incolore *i* à la partie inférieure. Le goulot supérieur est nettement dessiné, les prolongements sont plus longs et le volume du noyau est notablement réduit.

Fig. 5. — Ce spermatoblaste montre l'allongement, dans le sens vertical, de la vésicule céphalique et de la colonne centrale dont le segment achromatique *i* s'enfonce un peu dans le segment chromatique *a* renflé en forme de bouteille à sa partie moyenne.

Fig. 6. — Spermatozoïde adulte du homard. La colonne *c l*, de forme à peu près cylindrique, creusée d'un canal central s'élargissant vers le haut, présente les deux renflements annulaires superposés *g s, g s'*, de son goulot supérieur. Inférieurement elle se termine en verre de lampe au niveau de sa portion transparente *i* dont le bord libre (goulot inférieur) s'appuie sur la partie centrale du collier *c*. La vésicule entoure la colonne sous forme d'un manchon transparent *v*. Le noyau est encore rapetissé et se colore plus difficilement ; les trois prolongements ont acquis leur longueur définitive. $\frac{2200}{1}$.

Fig. 7. — Deuxième forme adulte de spermatozoïde du homard.

c l, tube central s'ouvrant par un goulot à deux renflements *g*, et dont l'extrémité en cœcum donne insertion intérieurement aux trois prolongements, extérieurement au bâtonnet *b* ; *p*, manchon protoplasmique enveloppant le tube. $\frac{2500}{1}$.

Fig. 8. — Spermatoblaste de *Galathea strigosa* (légèrement gonflé par l'eau).

v, Vésicule céphalique se continuant par un collet retréci *r* avec le collier *c* qui s'étale en une sorte de pied concave coiffant la partie supérieure du noyau *n*. La vésicule figure une sorte d'urne ; elle présente une partie inférieure *e* épaissie et foncée en forme de cupule, pourvue sur sa face externe de bosselures arrondies séparées par des sillons verticaux. Le segment supérieur *t* est transparent, et au pôle supérieur *o s*, on voit la membrane d'enveloppe s'invaginer pour constituer une colonne centrale creuse allant s'insérer par un pied conique sur le pôle inférieur.

Fig. 9. — Spermatoblaste un peu plus avancé, à forme déjà plus allongée. On voit sur le segment inférieur de la vésicule deux bosselures latérales ; une colonne centrale bien constituée (rappelant beaucoup par sa forme celle du spermatozoïde adulte de *Maïa squinado*) s'ouvre par son goulot supérieur dans une dépression hémisphérique de la paroi vésiculaire.

Fig. 10. — Spermatoblaste montrant l'allongement progressif des différents segments.

Fig. 11. — Spermatozoïde adulte de Galathée. On voit que les différents segments se sont encore allongés : le noyau, la plaque avec ses prolongements, le collet, et surtout la vésicule. Les différentes parties qui constituent celle-ci semblent s'être fusionnées en une sorte de tête balaniforme très allongée, homogène et réfringente. On ne distingue plus que le rebord circulaire de la cupule, et une ligne axiale foncée indiquant l'emplacement de la colonne centrale. $\frac{2000}{1}$.

Note. Les spermatozoïdes de crustacés macroures représentés sur les Pl. iii et iv possèdent, tous, trois prolongements rigides qui divergent à partir de leur point d'implantation sur la plaque basilaire, et forment avec l'axe de la vésicule un angle à peu près droit. Si on les a figurés plus ou moins pendants, c'est pour éviter l'enchevêtrement des figures qui se serait produit si on avait voulu les reproduire dans leur disposition naturelle. (Cette remarque ne saurait évidemment s'appliquer au spermatozoïde de la fig. 7, Pl. iv).

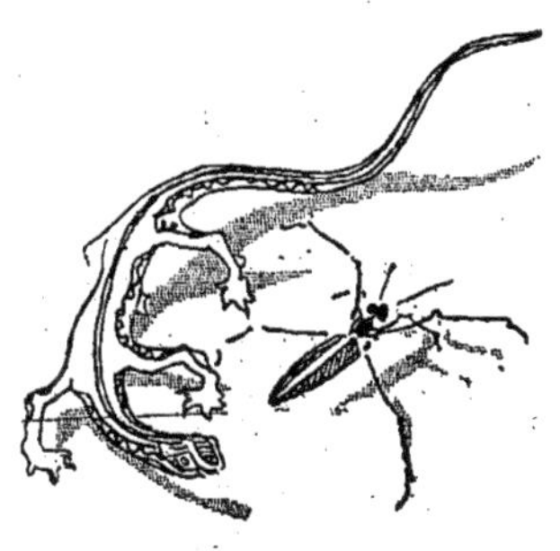

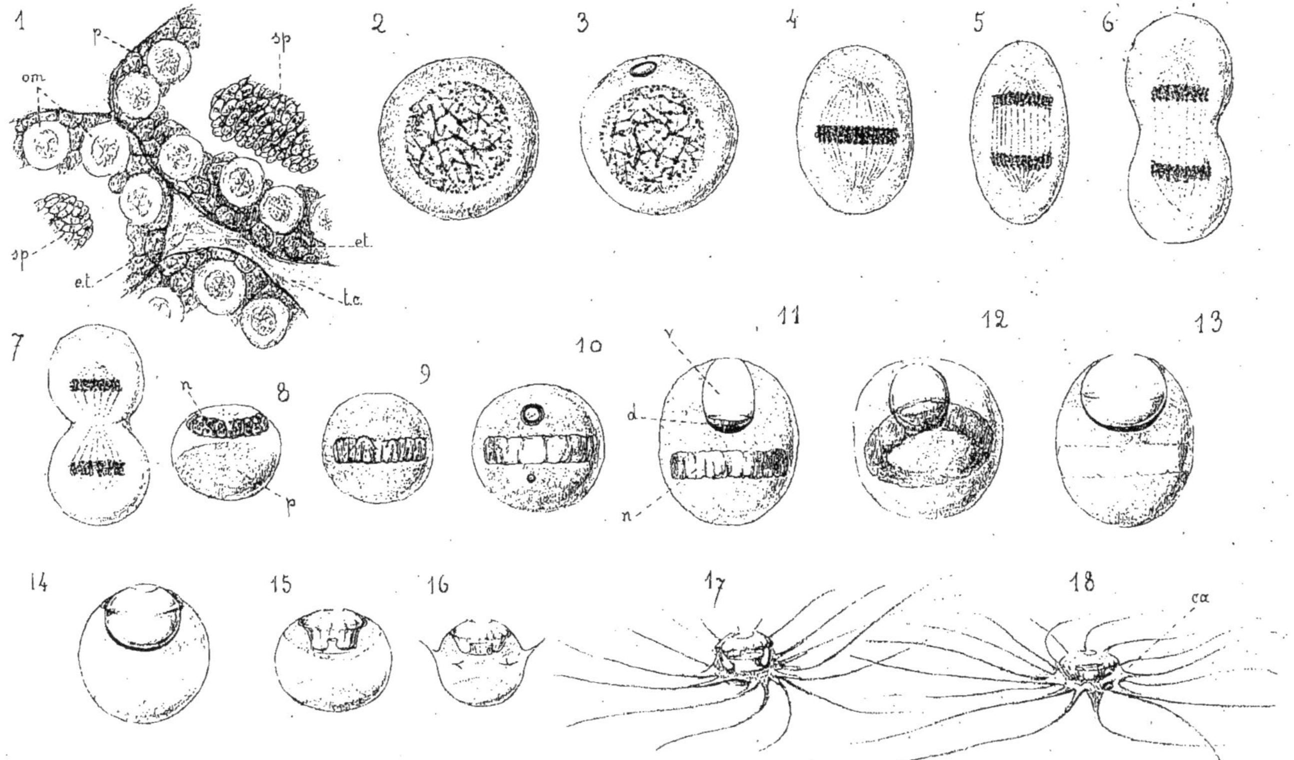

Herrmann et P. Bonnier del.

Glyptographie Silvestre et Cie, Paris.

SPERMATOGÉNÈSE DES DÉCAPODES (ASTACUS FLUVIATILIS).

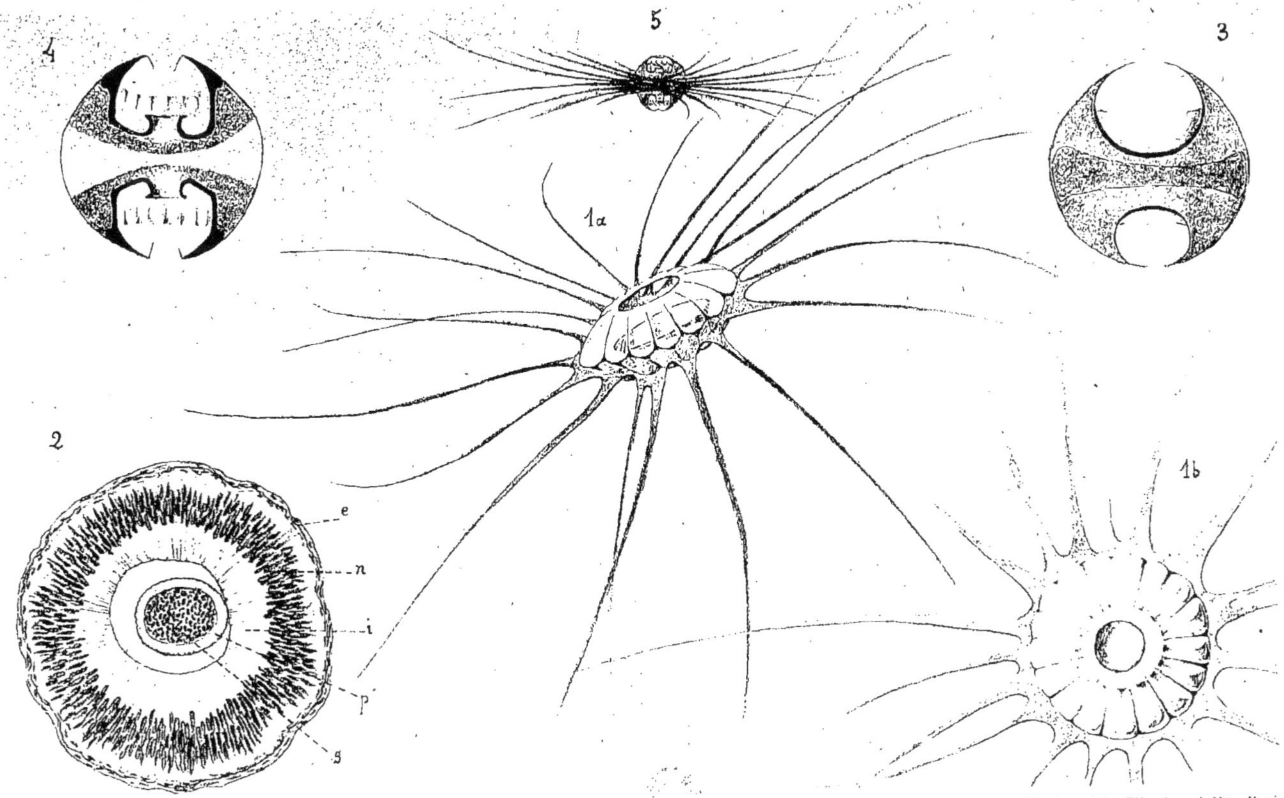

Bulletin scientifique, TOME XXII.

Herrmann et P. Bonnier del.

Glyptographie Silvestre et C⁰, Paris.

SPERMATOGÉNÈSE DES DÉCAPODES (ASTACUS FLUVIATILIS).

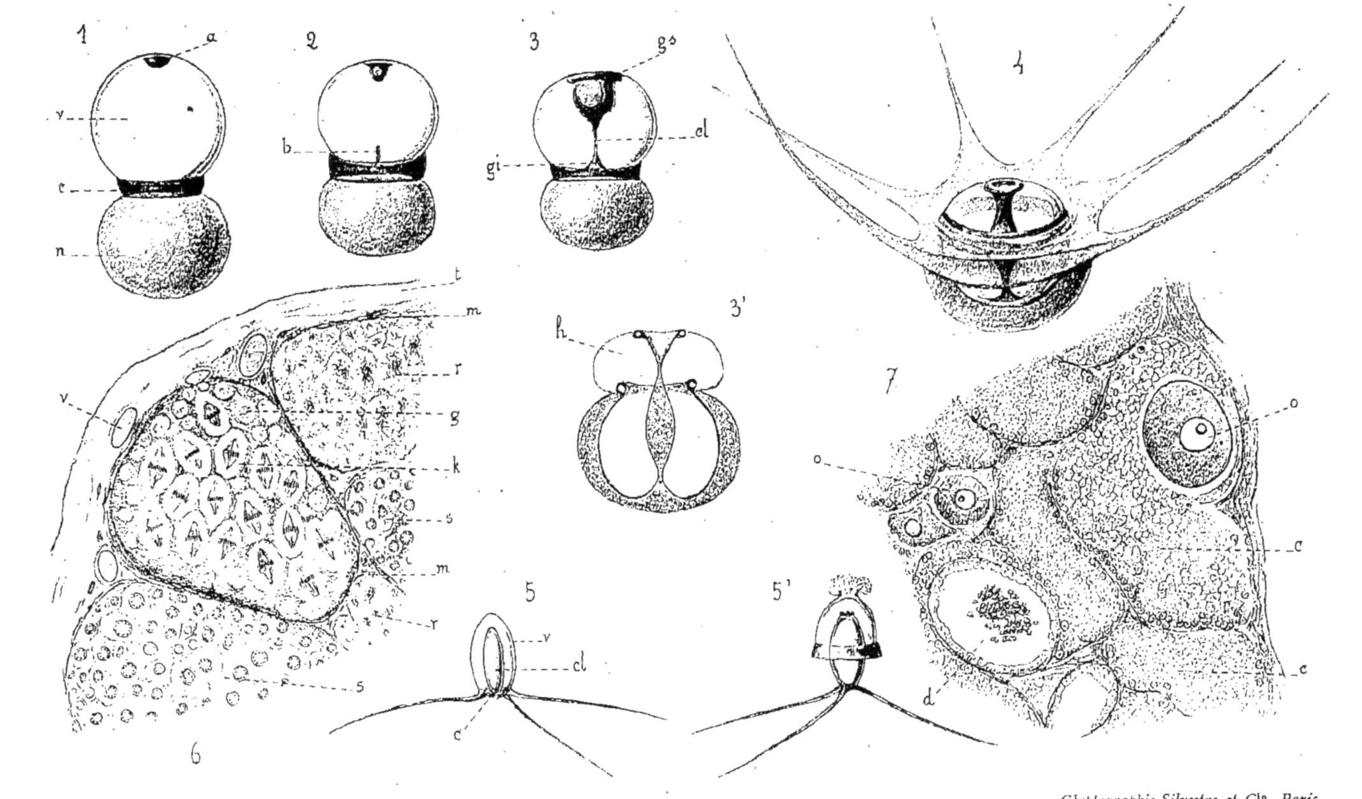
1
a
v
c
n
2
b
3
gs
cl
gi
4
t
m
r
g
k
s
m
r
v
s
6
h
3'
5
v
cl
c
5'
o
o
c
c
d
7

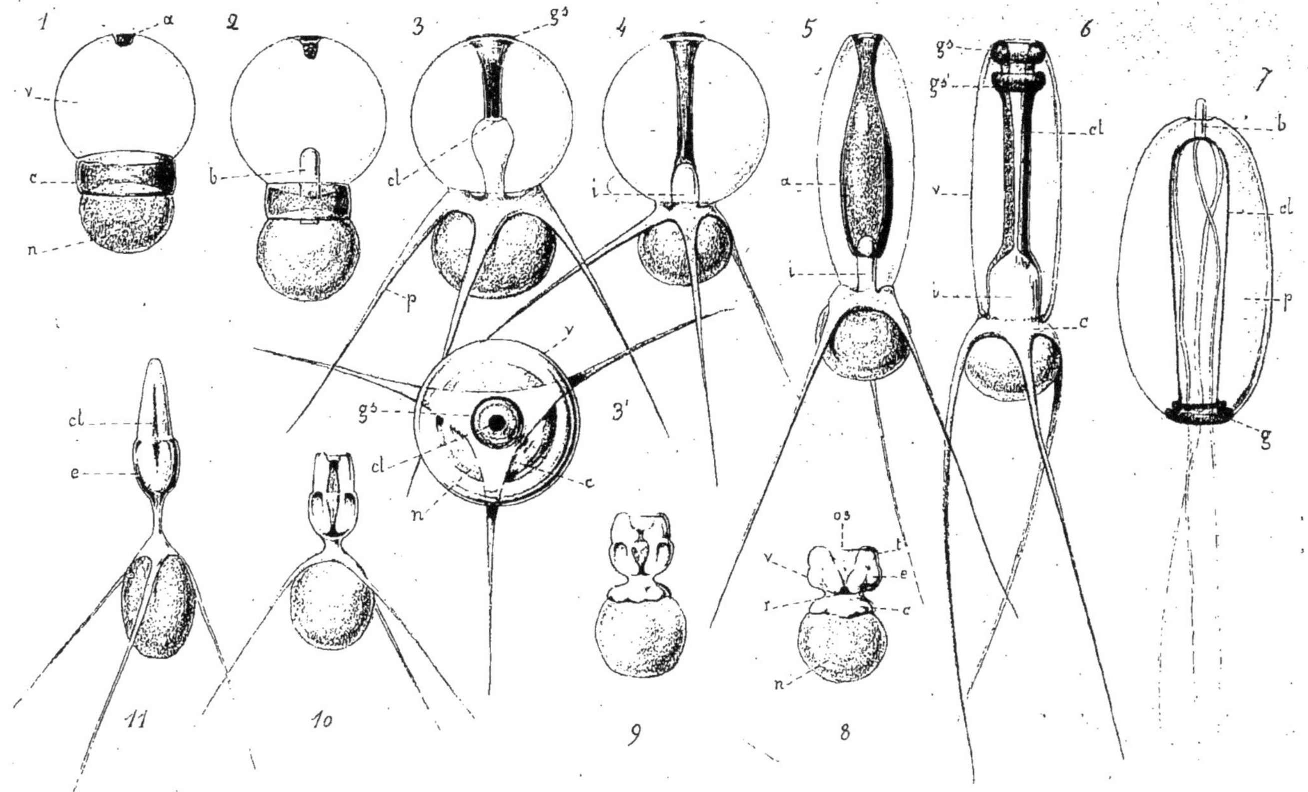

Herrmann et P. Bonnier del.

Glyptographie Silvestre et Cie, Paris.

SPERMATOGÉNÈSE DES DÉCAPODES (CRUSTACÉS MARINS).

BULLETIN SCIENTIFIQUE

COLLECTION DES PREMIÈRES SÉRIES

(En vente chez O. DOIN, Éditeur, 8, place de l'Odéon, Paris).

PREMIÈRE SÉRIE,

Dirigée par MM. Gosselet, Desplanque et Dehaisne.

				Prix :
Tome	I.	— 1869 .... (Quelques volumes)		15 fr.
»	II.	— 1870 .... (Épuisé).		
»	III.	— 1871	Id.	.
»	IV.	— 1872	Id.	.
»	V.	— 1873 .... (Quelques volumes).		15 fr.
»	VI.	— 1874	Id.	.	—
»	VII.	— 1875	Id.	.	—
»	VIII.	— 1876................... ... . (Épuisé).		
»	IX.	— 1877	Id.	.

DEUXIÈME SÉRIE,

Dirigée par Alfred GIARD

Tome	X.	— 1878.... .... (Épuisé).		
»	XI.	— 1879........................	Id.	.
»	XII.	— 1880..............................		10 fr.
»	XIII.	— 1881		—
»	XIV.	— 1882.............................		—
»	XV.	— 1883		—
»	XVI.	— 1884-85...........................		—
»	XVII.	— 1886................... (Quelques volumes).		20 fr.
»	XVIII.	— 1887	Id.	.	—

TROISIÈME SÉRIE,

Dirigée par Alfred GIARD.

Tome	XIX.	— 1888....................	30 fr.
»	XX.	— 1889	—
»	XXI.	— 1890 (avec la Table des Tomes I à XXI)........	—

Lille Imp. L. Danel.

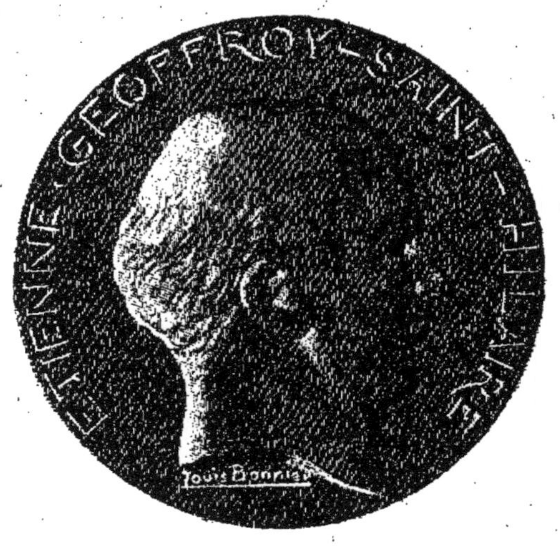

ETIENNE GEOFFROY-SAINT-HILAIRE
Louis Bottée